菌

病原体を根絶せよ。
人類と薬剤耐性菌の攻防史

ムハンマド・H・ザマン＝著
岩田健太郎＝監訳　増田千苗＝訳

NEWTON PRESS

アミとアブに捧げる

菌

病原体を根絶せよ。

人類と薬剤耐性菌の攻防史

プロローグ

アメリカ・ネバダ州にあるワショー郡は州の西端に位置し，北はオレゴン州，西はカリフォルニア州と接している。絵に書いたように美しい湖と見事な砂漠があるワショー郡ではあるが，この地域がニュースに取り上げられることはあまりない。しかし2017年1月13日，ワショー郡の公衆衛生局がアメリカ疾病予防管理センター（CDC）の罹患率・死亡率週報（*Mortality and Morbidity Weekly Report*）に投稿した短い報告書は世界に衝撃を与えた。それは，使用可能なあらゆる抗菌薬がまったく効かない症例を伝えるものであり，アメリカの郡の公衆衛生局がこうした報告書を書くのは初めてのことだった。この報告書は，ネバダ州リノ市の病院に約5カ月前から入院しているワショー郡在住の70代の女性患者に関するものであった。この女性患者はインドへ長期旅行に出かけ，最近アメリカに戻ってきたところだったが，その旅行中に転倒し人体最大の骨である大腿骨を折ってしまったという。インドの病院で手当を受け骨の状態は改善したものの，その後，大腿骨と股関節部に炎症が起きた。医師はこの炎症の治療に取り組んだが，なかなか完治させることができず，その女性患者はインドで入退院を繰り返すこととなった。

2016年8月，リノ市の医師がその女性患者を診察し，血液と尿のサンプルを検査施設に送った。返ってきた検査結果により，炎症を起こしている細菌は，主要な抗生剤に対し耐性をもつカルバペネム耐性腸内細菌（CRE：carbapenem-resistant Enterobacteriaceae）であることがわかった。腸内細菌科は菌の科として大きなもので，人の腸中に生息し，その多くは無害である。しかし，なかには有害で，非常に強力な抗生剤に耐性をもち，治療が難しいことで知られているものもある。この患者が保菌していたのは，腸内細菌科に属する細菌のサブセットで，肺炎や敗血症を引き起し，尿路感染症の主要因となるだけでなく，生命を脅かす可能性さえもつ肺炎桿菌《かんきん》（Klebsiella pneumoniae）であることがわかった。

リノ市の医師にとって，これは極めて特異な事態だった。今までその病棟でカルバペネム耐性腸内細菌（CRE）が確認されたことはなかったからである。非常に深刻な感染症がほかの患者に広がることが懸念されたため，その女性は救急病棟に移された。治療を担当した看護師や医師は，この女性患者に接触するにあたって，ゴーグル，マスク，医療ガウンを重ね着するなどして，厳格な感染管理手順を踏んだ。実のところ，感染症の治療にあたる医師が，臨床現場で抗生物質に耐性をもつ薬剤耐性菌の問題に突き当たることは珍しくはない。一つの薬剤が効かない場合，医師はほかの薬剤を試し，特に治療が困難な細菌感染に対しては，いくつかの薬剤を組み合わせて使用することさえある。この女性患者の場合，最もよく使われる一般的な抗生剤が効かないことがわかったため，医師はより強力な薬剤に切り替えることにした。

アメリカやほかの先進国では，ほとんどの場合，医師は何かしらの有効な抗生剤を見つけ出すことができる。抗生剤による治療は，患者の体に負担になることも，また回復に時間がかかることもあるが，CREに感染したからといって，すべての患者が命を落とすわけではない。医師は感染症にとどめを刺す適切な薬剤または薬剤の組み合わせを最終的に見つけ出し，それによって多くの患者は完治するのである。リノ市の医師は，今までもそうであったように，有効な薬剤が見つかることを願い，その女性患者の命を救うことができる抗生剤を見つけようと模索を続けた。しかし，今回はいつものようにはいかなかった。抗生剤も，抗生剤の組み合わせも何一つ効き目のあるものはなかったのである。感染は血流と臓器に広がってしまったものの，打つ手は何もないように思われた。医師は当時アメリカで入手可能であったあらゆる薬剤を試し，その合計は26種にも及んだが，感染を抑えることはできなかった。その女性患者は，リノ市の病院に入院してから2週間後，残念ながら敗血性ショックで亡くなった。

一方同じ頃，リノ市から見て地球の反対側にあるカラチ市の医師たちも前代未聞の難題に直面していた。カラチ市は，筆者の出身国であるパキスタン最大の都市であり，ワショー郡とは完全に趣の異なる港町だ。人口約1500万人を抱えるこの広大な大都市は，世界で最も人口密度の高い地域の一つである。

2016年秋，カラチ市とその周辺で発生した腸チフスは，ほとんどの主要な薬剤に耐性をもつ，制御が極めて困難なものだった。この腸チフスを引き起こしていた細菌は，なんとネバダ州の医師が遭遇したのと同じ腸内細菌科に属するチフス菌（Salmonella typhi）だった。2016年に始まった腸チフスの大流行は4年近くにわたり猛威を振るい，パキスタン人だけでなく，パキスタンに出入りした何千もの人々に影響を及ぼした。

カラチ市民にとって，耐性菌の発生は前例のないことであった。パキスタンではチフス菌は珍しいものではない。しかし，この腸チフスには一般的に使われている抗生剤は効き目がないことがわかった。最終的に残った選択肢は，カルバペネム系抗生剤とアジスロマイシンのたった二つの薬剤であった。ところがカルバペネム系抗生剤は高価な薬剤で，しかも静脈内に投与しなければならないため，入院が必要となる。そのためカラチ市に住む多くのパキスタン人にとって，手の届かない薬なのである。つまり彼らの命は，もう一つの選択肢，アジスロマイシンの有効性にかかっているのだった。医師や公衆衛生の専門家は，このアジスロマイシンが使えなくなる日が来るのを恐れていた。

彼らが恐れるのには理由がある。細菌は素早く変異し，かつ同じ科に属する細菌から耐性を獲得することもある。次に腸チフスが発生したとき，アジスロマイシンも効かなければどうなるのだろう？　そして感染がカラチ市だけでなく，パキスタン全土，いや世界中に拡大したら？

パキスタンで大流行したこの腸チフスは，最悪なことにXDR－広範囲薬剤耐型と分類された。アメリカ疾病予防管理センター（CDC）は，この事態を重く見てパキスタン渡航に対する警戒を呼びかけたものの，パキスタンへ渡航しアメリカに帰国したばかりの人々のうち，少なくとも6名がXDR腸チフスと診断された。またカナダとイギリスでもXDR腸チフス患者がいることが判明した。彼らもすべてパキスタンへの渡航歴がある人々であった。幸いなことにカナダやアメリカでは有効な薬剤が見つかり，患者は全員快方に向かったが，残念なことに，パキスタンの多くの患者は回復することなく亡くなった。

あらゆる年齢層，地理条件，経済状態の患者たちが治療法のない感染症の網にとらわれている。世界で最も高度な医療システムをもつ国でも薬剤耐性感染症の治療に苦慮していることから見て，これはただ単にリソースや貧困の問題としてかたづけられる事柄ではない。アメリカだけで，優に35,000人を超す人々が毎年，多剤耐性感染症で亡くなっており，この数字には，極めて評判のいい病院に入院していた患者も含まれるのだ。世界的に見ると，乳がん，エイズ，または糖尿病による合併症で亡くなる患者数よりも，薬剤耐性感染症で亡くなる患者数のほうが多いというのが実情である。アメリカや世界の多くの国では，癌やエイズによる死亡者数が減少している一方，薬剤耐性感染症による死亡者数は一貫して，しかも急速に増えている。

あらゆる大陸，国，文化のすべての人々にとって，抗生物質への耐性をもつ細菌は危険な存在である。アメリカの著名な感染症専門家で，薬剤耐性のエキスパートであるジェームス・ジェーソンは，ジャーナリストから「人類が有効な抗生剤のない世界に陥るまで，あとどれくらい猶予があるでしょう？」と聞かれ，次のように簡潔な言葉で返答している。「私たちは既に崖っぷちから落ちた状態にあります」。

抗生物質についての同様の警告や宣言は今までもなされてきた。しかし科学者たちはこれまで，さまざまな発見を通し，この世に完全な終わりが訪れるのを何とか遅らせてきた。発見の形はそれぞれであり，天才による発見や，偶然の幸運による発見，戦時の必要に迫られた発見，平和な時代における発見もあった。営利の追求や，はたまた人を救いたいという思いがベースとなった発見もあった。しかし，今回はどうだろうか？　病原体との戦いにおける人類の命運は尽きようとしているのだろうか？　あとどれくらい時間が残されているのだろうか？

第1章　人類の直面する事態

細菌は人類が出現する35億年前に誕生し，その数は人類をはるかに上回っている。地球上に存在する細菌の数は，宇宙に存在する星の数よりも多く，人体内に存在する細菌だけで約40兆に上る。細菌は，ほかの生命体は存在し得ないとされる過酷な環境にも生息している。イエローストーン国立公園の熱泉のなかで沸点に近い温度に耐えて生息する細菌もいれば，氷に覆われた北極の地表から約800メートルも下の地中で繁栄する細菌も存在する。

地球の環境が大きく異なっていた時期に出現した細菌は，環境の変化と戦い生存を可能にする優れた能力を発達させた。細菌が出現した当時，地球上にはわずかな酸素しかなかった。時間が経過し一部の細菌が酸素を放出するようになったとき，その酸素を自らの生存のためにはるかに効率よく利用する新たな細菌が出現した。生存のために相手を出し抜こうとするあくなき追求は（自らが宿る相手を保護する形を取ることもあれば，殺す形を取ることもある），一貫した，避けることのできない，ダーウィン理論に則ったものである。細菌は生存と再生産に向けた絶え間ない競争にさらされる間に，外部の脅威や攻撃と戦うための極めて洗練された複層的な防御メカニズムを発達させた。この細菌の防御メカニズムは，善玉細菌や，私たちの免疫システムが感染症と戦う際にプラスとなる，化学物質を生産する場合（腸内だけでなく肺や脳内で）には，私たちのメリットとなる。また腸内に生息する数百万の細菌は，私たちが食物を消化し栄養を摂取するのを助けている。しかしこの「外部からの攻撃者」には，抗生物質も含まれるのである。抗生物質とは，人体に害を及ぼす微小だが強力な細菌を打倒するために私たち人間がデザインしたものである。その抗生物質が外部からの脅威とみなされるとは皮肉なことである*。

抗生物質を，病気を引き起こす細菌（体内に存在するほかの細胞ではなく）を標的とする高度に特化された武器と考えて欲しい。抗生物質は自然に存在するものであるが，科学者が二つの目標を念頭に，さらにこの武器を強化した。二つの目標とは，有害な細菌を殺すこと，またはその増殖を防ぐことである。このどちらかを行うことで，体内に住む悪玉細菌によって生命を脅かす病気に感染した患者が生存できる可能性が高まるのである。

では次に，現時点で最も有効とされる抗生物質の効力さえ脅かす，絶え間なく進化する細菌の防御メカニズムについて考えてみよう。細菌には，細胞壁という最外層の防御システムがあり，これは重厚に要塞化された城のような機能を備えている。その内側にはもう一つの壁があり，これは内膜と呼ばれている。細菌を殺そうとする抗生物質は，城を攻撃しようとする軍隊のように，大規模な正面攻撃で，防御壁と内膜に穴を開けようと試みる。抗生物質のなかには細菌が細胞壁を築くプロセスを阻止するものもある。壁を破壊できない場合，または細菌が壁を築くのを阻止できない場合は，抗生物質は密かに細菌の内部奥深くへ侵攻しようと試みる。抗生物

*抗生物質という用語は「病原菌」に「対抗する」という単純な意味をもつ二つの単語からつくられた。

質は細菌が本来もっている細孔や開口部から，あるいは脂質膜を通って侵入する。そして内部への侵入を終えた抗生物質が目指すのは唯一つ，細菌の司令室で「核様体」と呼ばれる，複雑で不規則な形をした領域を攻撃することである。この神経中枢は細菌の弱点であり，細菌の複製および情報機構を司るDNAはこの核様体のなかに存在する。抗生物質はこの領域に照準を定める。

何百万年にもわたり，細菌システムは，壁を破って侵入しようとする抗生物質から身を守るために遺伝子を突然変異させることによって絶え間なく進化してきた。突然変異はある場合にはランダムに起こり，またある場合にはほかの細菌から獲得される。これらの変異は親の細菌から子孫に受け継がれ，彼らに抗生物質から身を守る能力を与えるのである。

突然変異によって生み出される防御の最前線は非常に手強い。抗生物質は二つのバリアである壁と膜を通過しなければならない。ここで例として，抗生物質バンコマイシンに耐性がある細菌について取り上げたい。バンコマイシンは「最後の砦」といえる抗生物質で，臨床の現場で最も恐ろしい薬剤耐性感染症の一つとされているメチシリン耐性黄色ブドウ球菌（MRSA）のような，生命を脅かす感染症の治療に使用される。バンコマイシン耐性菌はバンコマイシンが認識できる細胞壁とはまったく異なる構造の細胞壁をつくることができる。その結果どのようなことが起こるのだろう？　バンコマイシンは，この認識不可能な新たな細胞壁に跳ね返され，力を発揮することができなくなるのである。

また細菌細胞はその壁の浸透性を低くすることでその境界を引き締めることもできる。その結果，細菌は抗生物質がその神経中枢に到達するのをくい止めるか，または到達する量を極めて限定的なものにできる。わずかな量の抗生物質が入っただけでは細菌を殺したり，複製を妨げたりすることは非常に困難になる。

首尾よくそれらのバリアを破ることができた抗生物質は，次に第二の防御線に直面する。細菌は，自らにふりかかる脅威を取り除いて駆除するための，非常に洗練されたメカニズムを備えている。この第二の防衛線では，科学者が排出ポンプと呼んでいるものが使用される。この排出ポンプは掃除機の機能(ものを吸い込む機能)とはまったく逆の,ものを吐き出す機能を備えている。これらの小さなポンプは細胞膜にあり，抗生物質を外へと押し出す。細菌のDNAがある特定の突然変異を起こすことで，抗生物質を排出するこれらのポンプが大量に生成されることがある。

そして，このポンプも防御の最終線ではない。細菌は，抗生物質がうまくポンプから逃れた場合，抗生物質を切り刻んで無害にする大きな包丁のような働きをする酵素も備えている。抗生物質が効果を発揮することができるは無傷の場合だけである。もっともよく知られた「包丁」の一つがβ-ラクタマーゼである。この酵素は，広範囲の用途に大量に処方されるβ-ラクタム系抗生物質を攻撃し切り刻む。ペニシリンやその派生化合物はこのグループに属しており,バラバラに切り刻まれると効力を失ってしまう。

細菌の防御メカニズムには別の戦略もある。抗生物質に余計な物質を付加することで抗生物質を不能にするのである。抗生物質が標的とする核様体領域に到達するためには裂け目や隙間を通過する必要があるが，抗生物質の分子に化学物質が付加されると抗生物質は大きくなりすぎ，それらの隙間を通過できなくなってしまう。抗生物質が標的に到達するには，ある一定の大きさ，形，様態を保たなければならないのである。抗生物質を小さなミサイルになぞらえて考えてみよう。ミサイルは，爆発する前に要塞の奥深くにある防御されていない領域へと着弾する必要がある。サイズが大きすぎて標的に到達できなければ，そのミサイルは用をなさない。まさにこれと同じことを一部の細菌は行っているのだ。

細菌にはもっと驚くべき防御メカニズムもある。一部の薬剤耐性菌は，核様体の構造や形を変えることができる。抗生物質は特定の形や大きさに照準を定めて侵入して来るが，核様体の形が異なると標的として認識することができず，任務を果たすことができないのである。

また細菌は，目立たないながら，侮れないメリットも享受している。抗生物質をつくるには，実験室，国境を超えた協力態勢，資金が必要である。また前世代の科学者たちによる発見と洞察を，次世代の科学者たちが運よく発展させることができるかどうかも重要になってくる。それに比べ，細菌は今まで以上に高度な防御や回復力を進化させる作業を，はるかにシンプルな意思決定プロセスを通し行うことができるのである。細菌の機能（簡単にいうと栄養を取り入れ複製を行う）はたった一つの指揮系統の下に管理されている。細菌のDNAは，細菌内部にある不規則な形をした領域，核様体に存在していて，複製から新陳代謝まで基本的プロセスに必要なすべての情報を備えている。さらにより根幹にかかわるものとして，このDNAは細胞内でタンパク質を生成する情報も備えている。タンパク質はアミノ酸と呼ばれる分子で構成されており，細胞に備わった機能としてはとても貢献度の高いものであり，細胞のなかで栄養分を輸送したり，重要な分子を合成したりする役割を担っている。

抗生物質のなかには，この自然のプロセスを阻害し，細菌細胞を死に至らしめるために，DNAからタンパク質への指揮系統を攻撃の標的にするものがある。これを避けるため，一部の細菌は別の指揮系統を生み出した。それは，生存と複製に必要な機能を実行するための代替タンパク質を新たに生成するという方法である。抗生物質は新たにつくられたタンパク質ではなく，元のタンパク質だけを標的にしているので，抗生物質から攻撃を受けても，細菌がダメージを受けることはない*。

---

*MRSAがこの例で，抗生物質メチシリンによる攻撃を受けた際に生き残るための新しい経路をもつ。

この複層的な細菌の防御メカニズムは驚異的な最古の自然の創造物であり，しかも絶え間なく進化し続け，人類の歴史を通し，あらゆる段階で人の一歩先を歩いてきた。これによって人類が受けてきた影響は甚大なものがある。抗生物質が現在のような急速なペースで効果を失っていけば，被害はもっと深刻なものになるだろう。そのような事態になれば，帝王切開や外来での手術といった日常的な手術すらも治療不可能な感染症につながる可能性がある。そして，これからお話しする，1918年に流行したインフルエンザの再来ということになりかねないのである。

第2章　5000万人の死

1918年秋，マサチューセッツ州の副知事で，この5年後にアメリカ合衆国大統領になることになるカルビン・クーリッジは，ある緊急宣言に署名した。この緊急宣言は，マサチューセッツ州知事，アメリカ公衆衛生局長官，保健委員会長，アメリカ赤十字の地区代表を含む責任者たちによる議論に基づき，1日あたり100人近い人命を奪っていたスペイン風邪に対処するために策定されたものであった。この宣言は，医学的訓練を受けたことのある州内の健常者に対し，州の第一線の医療従事者（第一次世界対戦で戦うアメリカ軍を支援するため，ヨーロッパに滞在中であった）とともにこの疫病と戦うことを求めていた。州内のすべての学校，公園，劇場，コンサートホール，映画館，ホテルは無期限に閉鎖された。教会は10日間，または状況が落ち着くまで閉鎖されることになり，神へ祈ることさえ制限された。

この時期，わずか1カ月足らずで，3500人近くのボストン市民が命を落としている。しかし，全世界でのスペイン風邪による死者数は5000万人以上に達しており，3500人という数は，そのうちのわずかな部分を占めるにすぎなかった。スペイン風邪は1年近く猛威を振るい，最終的に5億人が感染し，インドでは約1800万人が命を落とした。ある記録によると，ガンジス川は遺体であふれかえったという。イランの古都マシュハド市では5人に1人が亡くなり，太平洋サモアでの死亡率は4人に1人に迫った。

スペイン風邪は，きわめて致死率の高いインフルエンザとして記憶されている。しかし実際にウイルス性疾患が原因で亡くなった人はほとんどおらず，彼らの多くは，細菌感染である肺炎による合併症で命を落としているのである。ウイルスにより免疫システムが弱まることで，肺炎を引き起こす細菌が体内に侵入し増殖する。この細菌を殺す抗生物質がないために，肺炎にかかるということは死刑宣告に等しかった。

人類がいつから肺炎の存在に注目したかといえば，それは少なくとも数千年前にさかのぼり，ギリシャ人医師ヒポクラテスが肺炎の症状に関心を寄せたことが記録に残っている。肺炎の症状を実に的確に書き残したのは，12世紀にスペインのアンダルシア地方で生まれたマイモニデスである。マイモニデスはセファルディム系ユダヤ人で著名な哲学者であり，また優秀な医師でもあった。彼や彼の家族，そして地中海沿岸のユダヤ人は当時政治，宗教，そのほか多くの勢力が生み出す対立の渦に巻き込まれていたのだが，そのことを考えると，彼の才能は一層注目に値する。残念なことに，それぞれの時代の権力者が科学の進歩を阻害するという事態はマイモニデス以降も続くのであるが，ともかくマイモニデスは国外追放と迫害に耐え，肺炎によって引き起こされる症状を非常に正確に書き残している。「肺炎に伴う基本的症状は次の通りである。急激な発熱，（肋膜炎に由来する）胸側部の鋭い痛み，短速呼吸，脈の乱れ，そしてほとんどの場合，咳に痰が伴う」。マイモニデスの論文は現代的な器具，特に顕微鏡が20世紀になって広く使用されるようになるまで，医師の肺炎診断の絶対的基準として長く用いられた。

1665年1月，ロンドン王立協会が出版した1冊の本が瞬く間にベストセラーとなった。ロンドン王立協会はチャールス2世が授与した勅許状により，その5年前の1660年に設立されたばかりであったが，最初の主要な出版物で「通俗科学」という新しいジャンルを生み出した。その本の題名は「顕微鏡図譜」といい，さらに「顕微鏡による微小体の生理学的記述とそれに基づく観察と問い」という興味をそそる副題がついていた。著者はロバート・フックという名の気難しいながらも優秀な30歳になる博学者で，本の目玉は数多くの植物や昆虫を描写した鮮明なイラストだった。フックはそれまでなかった新規な器具を使って自然を観察したのだが，それらの器具も本のなかで紹介されている。そのなかでも最も目新しいのが顕微鏡だった。（またこの本でもう一つ新規だったのは「細胞」という用語であり，フックは彼が観察した微視的構造体を説明するためにこの用語を新しくつくった）

この本はまもなくヨーロッパ中に出回り，科学者や自然愛好家のほか商人や貿易商の手に渡った。1671年，アントニ・ファン・レーウェンフックという，織物で栄えたオランダのデルフト地方に住む若い一人の商人がフックのイラストに魅了された。好奇心旺盛な幼少時代を過ごして成長したレーウェンフックは，ガラス吹きとレンズ製作について詳しい知識をもっていた。彼は本から刺激を受け，自分自身の顕微鏡をつくることを決意した。それは，フックが説明したものよりもはるかにシンプルなものだった。フックのようにレンズを2枚使う代わりに，レーウェンフックは最高級のベネチアガラスを加熱して細い筋状のものをつくり，さらにそれを加熱して直径が約2.5ミリの小さなガラスの球体をつくった。これは驚くべき工作技術であった。彼は何百枚ものレンズをつくったが，この技術を門外不出としたため今日までその製造法は謎となっている。さらに重要なのは，これらの小さな球体による画像の解像度がフックのものよりもはるかに優れていたことである。レーウェンフックには，王立協会会員でオックスフォード大学出身のフックがもっていたような影響力はなかった。しかし，レーウェンフックは入手できるあらゆるものの実験を続けた。彼は自らの皮膚，雄牛の舌，パンに生えるカビ，シラミや蜂の体表の複雑な構造を観察した。しかし彼の最も大きな発見は，1676年になされたものだった。

レーウェンフックの本棚には，水に浸されたコショウが入ったまま3週間が経過した曇ったフラスコが置かれていた。彼はそのフラスコから水を数滴取り出して顕微鏡にセットし，それぞれの水滴を個別に観察した。そのとき彼の目に奇妙で魅惑的なもの飛び込んできたのである。「私は一滴の水のなかに8000～10,000以上の圧倒的な数の生き物がいるのを見た。それらは，まるで肉眼で砂粒が見えるのと同じくらい当たり前に顕微鏡を通し私の目に映った」。彼はこの生命体を，小さな生き物を意味するアニマルクル（微小動物）と呼んだ。レーウェンフックは，フックと書簡をやり取りしていた関係もあり，フックが会員である王立協会に報告書を送った。報告書の中で，レーウェンフックはこの微小動物をスケッチし説明を加えている。王立協会は彼の主張を馬鹿げているとして，まともに取り合わなかった。一方，レーウェンフックはこれらの微小動物を，彼自身の舌や歯を含め，至るところに見出していた。王立協会からの冷たいあしらいにもかかわらず，彼は自分の発見は正しいという主張を断固として曲げなかった。そのため王立協会はついにレーウェンフックの主張を検証するため，教会の長老と貴《き》顕《けん》な人々からなる一団をオランダへ派遣した。レーウェンフックは自作の顕微鏡を用いて彼らに微小動物を見せた。ここに至り，レーウェンフックが正しいということはもはや疑いようがなかった。1677年，王立協会は彼の発見を発表した。こうして微生物と結びついた新しい世界が発見されたのだった。

レーウェンフックが見た単細胞生物のなかには細菌も含まれていた。彼は，名前もつけなかったそれらの微生物が現代科学と医学を根本的に変えてしまうとは思ってもいなかっただろう。ヨーロッパの著名な研究所では，この発見以降，あらゆる世代の科学者たちが顕微鏡の存在に魅了され，その有用性を理解して，この新しい器具を用いた研究に勤しむようになった。植物学者や動物学者たちは，肉眼では見ることのできない生命体に好奇心をそそられた。外科医や病理学者の間では，生体組織やその内部構造を観察することが急速に標準技法となった。病気の研究に顕微鏡を採用した初期の学者たちのなかに，エドウィン・クレブスという名の人物がいた。

エドウィン・クレブスは落ち着きがなく，神経質で喧嘩っ早い気質の持ち主で，当時の科学者としては少々変わった人物であった。彼は科学が趣味や道楽から真剣な職業に変わりつつあった19世紀半ばに生を受けた。この新しい職業を選んだ人々は，単なる自然哲学者ではなく科学者と呼ばれた。当時，著名な科学者のほとんどは西ヨーロッパにある研究室に属していたが，プロシアで生まれたクレブスは，スイス，ドイツ，チェコ共和国のみならず，ノースカロライナのアッシュビル，シカゴのラッシュ医科大学でも研究に取り組んだ。クレブスがプラハにいた1875年のこと，彼は肺炎で死亡した患者の肺と気道で，細菌が観察されたと報告した。実はこれは驚くべき発見だったのだが，移り気なクレブスはこの発見を深く追求しなかった。ジャーム・セオリー*は当時出てきたばかりで論争の的になっていた理論であり，またクレブスは別の研究所に移って別の研究を始めたこともあって，彼の関心は新たな方向へ向かい，彼がそれ以上細菌の研究を進めることはなかった。クレブスの肺炎に関する研究を引き継ぐ形となったのは，大西洋の両端，アメリカとヨーロッパでそれぞれ個別に研究をしていた二人の研究者であった。

---

*病気が風や水ではなく微生物や病原菌によって引き起こされるという考え方。

アメリカ陸軍のジョージ・スタンバーグ准将とパリのルイ・パスツールは1881年，ほとんど同一の実験を行っている。スタンバーグは軍医でアマチュア古生物学者であった。彼はその職歴のなかで，アメリカ先住民との戦いと細菌研究の間をいきつ戻りつしていた。1881年，黄熱病の研究に取り組んだのち，彼は蚊が媒介する病気，特にマラリアの原因を突き止める研究を行った。それはニューオリンズで研究生活を送っていたときのことだった。彼は自分自身の唾液をうさぎに注射する実験を行った。うさぎは肺炎のような症状を起こし，数日後に死んだ。スタンバーグは水，ワイン，ほかの同僚の唾液を使って同様の実験を行ったが，どの物質を注射した場合でも，うさぎは肺炎のような症状を起こさなかった。うさぎの死後分析で，スタンバーグはうさぎの血液のなかに細菌を発見した。この発見は偶然によるものだった。というのもスタンバーグは，口中に肺炎を引き起こす細菌をもっているにもかかわらず，肺炎を起こさない幸運な一握りの人物だったからである。

大西洋の反対側では，パスツールがスタンバーグのそれとほとんど同一のうさぎを使った実験を行っていた。唯一違っていたのは，感染源に自らの唾液ではなく，狂犬病で亡くなったばかりの子供の唾液を使用したことである。パスツールはうさぎの血液のなかに，子供の唾液中にあったのと同じ，細長く楕円形で先の尖った細菌を見出した。パスツールはスタンバーグより早く自らの実験についての発表を行った。彼はこの細菌を唾液の敗血症性微生物（microbe septicemique du salive）と呼んだ。スタンバーグはパスツールが彼の発見を既に発表したことを知り（そして当時の命名の慣習を厳密に守り），彼の細菌をパスツールにちなんで*Micrococcus pasteuri*と呼んだ。しかし，二人が発見した細菌が肺炎の症状を引き起こす原因であるかどうかは，まだ証明するには至らなかった。この証明はドイツ出身の二人の科学者の手に委ねられることになる。

カール・フリードレンダーは，まだ若かった時分に肺炎に強い関心をもった。フリードレンダーは，被験体の血液を顕微鏡で観察するというパスツールやスタンバーグの採った研究手法ではなく，代わりに肺を薄くスライスしたものを顕微鏡で調べた。彼は殻をもつカプセルのような形をした独特の細菌が観察されたと発表し，これこそ肺炎の原因となるものだと宣言した。彼の主張は大胆で，たちまち論争の的となり反論が寄せられた。確かに，フリードレンダーの研究結果は，すべての人を納得させるに足る決定的なものではなかった。フリードレンダーがうさぎにそのカプセルをもった細菌を感染させたとき，うさぎは肺炎にならなかった。一方ネズミの場合は極めて感受性が高く，たちまち肺炎になった。モルモットはちょうどその中間で，フリードレンダーが細菌を感染させた11匹のうち6匹だけが肺炎で死んだ。このような矛盾した結果が原因で，彼の発見は懐疑的に受け止められた。

もう一人の医師，アルベルト・フレンケルはドイツのシュヴァルツヴァルト地方にある結核療養所に勤務していた。彼もこの問題に強い関心を寄せていた。彼は自らが行った動物実験の結果，フリードレンダーとは異なる結論に至った。フレンケルは肺炎で亡くなったばかりの30歳の男性の肺から細菌を取り出し，それをうさぎに植えつけた。するとうさぎは肺炎を起こし研究室で想定どおり死んだ。モルモットの場合は，またしても結果はまちまちだった。

もう一つ深刻な問題が起こった。フレンケルは試料を顕微鏡で観察した際，フリードレンダーが発表したのとは異なる形の細菌を見出した。そのため細菌が肺炎を引き起こすという事実についてはおおよその合意が形成されつつあったが，フレンケルとフリードレンダーの細菌のうちどちらが本当に肺炎を引き起こしているかについて，鋭く意見が対立したのである。論争が長引くに連れ，フレンケルはフリードレンダーに敵対的な行動をとるようになり，数多くの個人攻撃を行った。フレンケルのこの峻烈な態度は続き，ついにフリードレンダーは上品な言葉ではあったが，「彼がさまざまな場所で私に向けてきた多種多様な個人攻撃と悪言を停止すべきである。これ以上は耐えられない」と書くに至った。しかしフランケルが態度を変えることはなかった。

この二つの結果の違いを解決したのは，当時大学院生でたまたまフリードレンダーの弟子でもあったハンス・クリスチャン・グラムという名の科学者であった。彼はコペンハーゲン出身の医師で，彼のドイツ語にはデンマーク訛りがあったが，指導教官であったフリードレンダーの信頼を勝ち取ることができた。フリードレンダーはグラムを「私の尊敬する友人で共同研究者」と呼んだ。フレンケルなのか，フリードレンダーなのか。どちらの科学者が発見した細菌が肺炎を引き起こしているのかの判断はグラムに委ねられることになる。

グラムは研究室で顕微鏡のスライドの準備に日々を費やしていた。スライドの準備には組織のある部分が目立ち見やすくなるよう，さまざまな染色技法を使用することが求められた。この作業は手間のかかるもので，またグラムは従来の染色技法では試料の組織の複数箇所が同じ色になってしまい，試料を顕微鏡で見ても細菌がいるのかどうか確認するのが困難であることにも悩まされていた。そこでグラムはこのプロセスを改良し，染色結果を改善することを決意した。まず彼は細菌学分野の第一人者であったロベルト･コッホや，コッホの弟子で多くの業績をあげていたパウル・エールリヒの著書を読んだ。そして染料と生物学的染色の最前線にあるドイツのほかの研究所から得た新たな洞察を武器に，改良作業を開始した。

グラムはエーリッヒによって確立された組織染色技法を最初に試した。しかし最初の結果は失敗であった。グラムがフリードレンダーの研究室で行っていた肺炎の研究には，アニリン・ゲンチアナバイオレットと呼ばれる染料を用いて組織を染色する，エーリッヒの技法は有効ではなかったのである。しかし試行錯誤のなか，まったくの偶然で，グラムは組織試料をエーリッヒの染料に3分間浸してからヨウ素，カリウムヨウ素，蒸留水を1：2：300の割合で混ぜたものにさらに3分間浸してみた。これにより試料全体が染色されることになった。

しかしグラムはここで手を休めず，さらに試料を30秒間無水アルコールに浸してみたところ，驚くべきことが起こった。なんと細菌だけが染色されていたのである。細菌は深い紫色に染まり顕微鏡でも簡単に確認することができた。では違いをさらに際立たせるために，組織の色のついていない部分を染色できないだろうか？　そうすれば曖昧な部分をなくすことができるだろう。驚いたことに，彼はビスマルクブラウンと呼ばれる染料を見つけ，それで細菌以外の組織全体を染色するという方法を探しあてたのである。

フリードレンダーはこれに感銘を受けた。彼はグラムの技法を彼の著書『*The Use of the Microscope in Clinical and Pathological Examinations*（臨床および病理学的検査における顕微鏡の使用）』に記し，細菌細胞について次のように述べた。「その他のすべてのものが完全に無色であるのとは対照的に細菌細胞は濃い青に染まる。そのためその部分のほぼすべての細菌が観察者の目に一度に飛び込んでくる。」ほかの研究者の手法をよく知っていたことと，いくらかの幸運と忍耐が相まって，グラムはエーリッヒの手法を大幅に改善する方法を見出し，組織試料に存在する細菌をはっきりと際立たせることに成功した。またこの手法を開発したことにより，グラムはフレンケルとフリードレンダーの間に起きている論争に決着をつけることができたのである。

グラムは肺炎で亡くなった患者の組織試料で彼の手法をテストした。その結果フリードレンダーとフレンケルがそれぞれの試料で見ていたのは，種類の異なる細菌であったことが判明した。グラムが開発した染料を用いると，フレンケルの細菌は深い青色に染まり，ほとんど紫色に見えたが，フリードレンダーの細菌はそうはならなかった。グラムの染料はその二人の科学者が異なる種類の肺炎を引き起こす，異種の細菌を見ていたことを示していた。ある意味でフリードレンダーもフレンケルもどちらもに正しかったわけだが，より一般的な肺炎を引き起こすのはフレンケルが見出した細菌の方だった。ずっと後になって，二つの細菌のうちの一つは，エドウィン・クレブスに敬意を表し「クレブシエラ・ニューモニエ（肺炎桿菌）」，そしてもう一つは「ストレプトコッカス・ニューモニエ（肺炎連鎖球菌）」と名づけられた。2016年9月にネバダ州の女性患者がかかった治療法のない感染症は，このクレブシエラと同じ病原菌によって引き起こされたものだった。

19世紀の終わりにかけて，グラムの手法はあらゆる細菌を分類する基準となった。細菌が深い青色に染まった場合は，その細菌は「陽性」と分類され，そうでない場合は「陰性」と分類された。現在青色に染まる細菌はグラム陽性，そうでない細菌はグラム陰性と呼ばれている。グラムは技法開発の功績によりその名を永遠に留めることになったのである。

どうすれば肺炎を治療できるのかという難問はその後何十年も解決せず，その間に何百万という人々が亡くなっていった。20世紀になってから，科学者たちはなぜある種類の細菌は青色に染まり，ほかの細菌はそうでないのかの本当の理由を発見することになる。しかし，グラムによって見出された細菌を分類するというもっとも基本的な技法は，今日に至っても用いられている。ペスト，腸チフス，コレラといった病気は，フリードレンダーが見たのと同じ種類のグラム陰性の細菌により引き起こされる。代表的な肺炎や連鎖球菌性咽頭炎，炭疽病は深い青色に留まる細菌，グラム陽性細菌により引き起こされる。今日抗生物質または薬剤耐性菌に関するあらゆる議論は，一つの単純な分類の質問から始まる。その細菌はグラム陽性なのかグラム陰性なのか？　それは控え目なコペンハーゲン出身の科学者へのオマージュなのである。

その後何十年にもわたり，多くの科学者が細菌感染性の特定，発見，分離，治療に取り組んできた。知識や技術は高度化し，科学者たちは時には競合し，時には共同で研究を進めた。目標は戦争で傷ついた兵士を治療することである場合もあれば，結核病棟で苦しんでいる患者を治療することである場合もあり，時には大きな利益をもたらすヒット薬を発見することであったりもした。科学者は，はるか遠くのジャングルからもち帰った有機物に富む試料や，未開の部族の腸から得た試料や，実験室の近くの土からとった試料から着想を得た。細菌はこうした人類の努力に細心の注意を払っているようであり，私たちが新世代の抗生物質を発見するやいなや，それがまた細菌のさらなる適応と進化を促進するのだった。

第3章　時間と空間

ジェリー・ライトは広大な原野と人口が希薄なことで知られるカナダ北オンタリオ地方に育った。彼は自分を取り巻く自然の美しさに惹かれていた。なかでも土壌とそこに含まれる資源に強い関心を抱き，情熱の赴くままに土壌の研究に打ち込む日々を送るうち，彼はマクマスター大学の微生物学教授になっていた。

ライトは土壌が豊かな資源の宝庫であることを知っていた。バンコマイシンからストレプトマイシンまで，20世紀最大の抗生物質といわれるものの多くは土壌由来のものである。土壌学者は1930年代初頭から，土のなかの細菌がほかの種類の細菌と絶え間ない戦争状態にあり，ライバルに打ち勝つために何千年にもわたり洗練された抗生物質をつくり出してきたことを認識していた。では土壌細菌はどのように生存競争に打ち勝ってきたのだろう，とライトは考えた。多くの抗生物質の基となる土壌細菌ではあるが，こうした強力な抗生物質を生成できるのは小数の細菌グループに限られる。それならば，生き残ることができるのはそれらの少数の細菌だけのはずである。抗生物質をつくり出すことができない細菌はどのように生き残ってきたのだろうか？

2006年，オンタリオ州にあるライトの研究室が実施した研究により，きわめて衝撃的な事実が明らかになった。ライトはオンタリオ州の各地で土壌サンプルの採集を行い，多数の細菌とそれらに自然に備わった防御機構を研究してきた。これらの土壌サンプルには彼の研究室付近の土壌も含まれていたのだが，それを分析したところ，土壌中の多くの細菌が感染症の治療に使用されるほとんどの抗生物質に耐性をもっていることが判明したのである。これらの細菌は，ほかの細菌のもつ抗生兵器の影響を受けないために生き残ってきたと推測された。抗生物質をこの土壌細菌に適用しても，侵入不可能な高い壁にぶつかるかのように，ただ跳ね返されるだけであった。さらに，耐性をもつこれらの細菌は病気を引き起こさないこともわかった。これらの細菌はどの観点から考察しても，ただひたすらに自己完結的に生きているようであった。ライトと彼の研究グループは，抗生物質を生成しない細菌にも，抗生物質を生成する細菌の攻撃から身を守るための機構が備わっているということを明らかにした。言い換えると，抗生物質を生成しない細菌は，かわりに洗練された耐性メカニズムを発達させていたのである。これは，例えるならば，強力な軍隊を保有しながらも，周辺国を攻撃することや自らの攻撃能力にほとんど関心をもたない国家のようなものといえるだろう。

この新しい発見は興奮を巻き起こしたものの，同時に厳しい批判にもさらされた。ライトとその研究グループは，細菌が自ら耐性を発達させたという結論を下したが，それに対して多くの科学者が疑問を呈したのである。当該の細菌は，抗生物質の廃棄といった人間の過度な環境への介入によって耐性を身につけたのではないだろうか？　というのも抗生物質はオンタリオ州の重要産業である農業に広く使われていたからである。下水や水路に流れる抗生物質が土壌を汚染した可能性はないか？　しかしライトは北オンタリオ地方を自分の庭のようによく知っており，土壌が抗生物質に汚染されてはいないこと，そして彼の研究で使用された細菌に耐性が見られたのには別の原因があることを確信していた。土壌サンプルが採集された地域が抗生物質の影響を強く受けているとは考えにくかったのである。問題は，その証拠がないことであった。

この問題は，2008年にライトがサンディエゴで開催された微生物学会に出席するまで未解決のままだった。この会議はライトにとって印象に残るものになった。南カリフォルニアの太陽は雲一つない真っ青な空に輝いており，海岸や水辺，そして船着き場や桟橋から伸びやかに広がる太平洋の風景と相まってサインディエゴは実に美しかった。しかし，この学会がライトの記憶に強く残ることになったのは，別の理由からであった。ヘーゼル・バートンという名の科学者が，人間の影響をまったく受けてこなかった古代の洞窟で発見された細菌の行動と性質についてまとめた論文の発表を行ったのである。この論文には「Much Ado About Nothing: Cave Cultivar Collections（から騒ぎ：洞窟細菌の採集）」というタイトルがつけられていた。この発表がきっかけでジェリー・ライトはオハイオ州アクロン大学教授であるバートンを知ることとなった。ライトはバートンの研究に強い関心をもち，彼女こそ，「土壌細菌はいつから耐性をもっていたのか」という例の疑問を解決するための完璧な共同研究者であると確信した。

バートンは，細菌が一度も抗生物質にさらされたことがない場合でも自然に耐性をもつに至るのかを解明するために，ライトと共同で研究することを承諾した。彼女はこの研究を行うのにうってつけの場所を知っていた。

1984年5月の戦没将兵追悼記念日の週末，多くの人がバーベキューを楽しんだり，夏の到来に備えて忙しく過ごしている頃，コロラド州在住のエンジニア，デービッド・アラードは大きな夢を追いかけていた。彼は洞窟を新しく発見しようという意欲に燃えていたのである。アラードと彼の友人４人は，ニューメキシコ州グアダルーペ山脈の，洞窟があるかもしれない地点を訪ねる許可を取ったところであった。一行は目的地へ行くために車でコロラドからグアダルーペ山脈まで南下すると，今度は最寄りの道路から徒歩でその地点へ向かった。疲労してはいたものの，彼らの心は興奮で踊っていた。

一行がその現場を調査したところ，アラードが掘削を提案した洞穴の入り口からは冷たい風が吹き出していて，大きな洞窟があると推測することができた。国立公園の掘削作業を行うのに必要な許可を取得するのに11月までかかったため，今度はまわりがサンクスギビングの七面鳥を楽しむなか，アラードたちは寒空のもと掘削作業に励むことになった。作業は順調に進み，このサンクスギビング休暇が終わる頃には，次の戦没将兵追悼記念日の週末にまた作業を再開することを約束できるほど十分な成果を挙げることができた。翌年の戦没者追悼記念日の週末に行われた遠征も順調だったが，洞窟に近づいているという確かな手応えを得たのは1985年の11月のことであった。このときまでにスタッフはなんと13人にまで膨れ上がっていた。ヒューヒューと音をたてる突風が彼らの掘った場所から吹き出していた。これは深い洞窟がごく近くにあることを意味した。

彼らは1986年の春に掘削作業を再開した。前回の遠征で掘った穴は約9mに達していたが，アラードと二人の共同作業者，ニール・バックストームとリック・ブリッジはさらに掘り進めることを決断した。作業は次第に危険なものとなり，大きな石が道を塞ぐなど坑道崩壊のリスクが高まっていた。しかし三人は臆することなく作業を進めた。掘り進むに連れ，洞窟真珠，鐘のように見える巨大な流れ石構造，洞窟のシャンデリア，透明な地底湖など，息を飲むような光景が見られるようになった。さらにゆっくり進んで行くと，大きな縦穴に行き当たった。その縦穴は深く，底がどうなっているのかを突き止めることができないほどであった。

三人はその穴の深さを約45mと推定したが，実際には，その穴は彼らが想像したよりもはるかに大きく深いものであった。アラードと彼の仲間が1986年5月26日にその洞窟を発見して以来，探検家たちが地図化した洞窟の経路は220kmを越える。このレチュギア洞窟は世界でも最大級の洞窟であり，現在のところ石灰岩の洞窟としては最も深い洞窟とされている。そして，この洞窟は細菌の宝庫であることも同時に判明したのである。

この洞窟こそ，バートンがライトの注目した研究を行った場所であった。バートンにとって微生物学と洞窟は二つながら関心の対象であり，彼女は「人間の活動に接したことがない洞窟の奥深くに生息する細菌で，抗生物質への耐性をもつ細菌は存在し得るのだろうか？」という問いを解明するため，ライトとともに3年間にわたり熱心に研究に取り組んだ。この取り組みは野心的なものであるとともに，生命の危険を伴うものであった。というのも菌膜のサンプルを採集するためにはレチュギア洞窟の奥深くに潜る必要があったからである。菌膜とは，細菌が生成する多細胞性の集合体で，洞窟の表面に付着していることが多い。研究の過程で，彼女はディープシークレットと呼ばれる場所へ足を踏み入れることになった。

ディープシークレットは地下約400mのところにある。そこへ到達するには，恐ろしいほど美しい，しかし危険な領域を横断する必要があった。バートンは，洞窟に入るための装備を身に着け，最小限の物資をリュックに詰めて，到達することがほぼ不可能といえる洞窟から93種類もの細菌を几帳面に採集し地上にもち帰った。そして彼女は同僚とともに，市場に出回っている抗生物質や人間の活動に接したことがないこれらの細菌が，病院で多用されている抗生物質に耐性をもっているかを最新の道具とテクノロジーを用いて慎重に調べた。その結果，ライトとバートンがレチュギア洞窟のディープシークレットで発見した細菌は，文字通り深い秘密（ディープシークレット）をもっていることがわかったのである。

バートンが採集した細菌は人間の活動から隔絶した地点からのものだったにもかかわらず，MRSAの治療に使用されるダプトマイシンなど，数種類の最も強力とされる抗生物質に対する耐性をもっていた。ライトの最初の発見に懐疑的だった人々にとっても，ライトとバートンの発見した証拠は説得力のあるものであった。人類のあらゆる文明から400万年近く隔絶されてきた場所に生息する細菌に，抗生物質への耐性が備わっていることがわかったからである。

研究ではさらに驚くべきことが明らかになった。その細菌がもつ耐性遺伝子と抗生物質から身を守るためのメカニズムが，腸チフスを治療するために現在でも世界の多くの地域で使用されているクロラムフェニコールに耐性をもつ細菌と非常によく似ていたのである。このニュースは，微生物学全体を根底から覆すものだった。2012年のその時点まで，耐性というものは人類の過度で強欲な営み，そして無知で傲慢な行動により引き起こされている部分が大きいとされていた。基本的に細菌は抗生物質に接することで初めて特定の遺伝子変異を遂げ，この突然変異によって抗生物質による攻撃を防ぐための新たなメカニズムを生み出すと考えられていた。突然変異が自然に起こることもあるにはある。それはランダムに起こる場合もあれば，ほかの細菌が生成する抗生物質によって攻撃された場合の反応として起こることもある。しかし，多くの場合，突然変異は科学者が発見して，製薬会社が製造した抗生物質に過度にさらされた結果，生じるものだと考えられていた。人間の活動に接したことがなく，人類より何百万年も前に出現した細菌が，一体どうしたら医師が病院で目にするのと同じ耐性パターンをもつことが可能なのだろうか？

バートンとライトはこの問題をさらに深く掘り下げた。自分たちの発見に絶対的な確信をもちたかったのである。彼らは人間の活動から一切隔絶された洞窟内の細菌と親戚関係にある，人間や動物の活動にさらされてきた地表の細菌を比較することにした。研究グループは洞窟から採集したパエニバチルスsp. LC231と呼ばれる細菌を選び，地表に存在する同じ科のパエニバチルス・ロータス ATCC 43898と比較した。その結果驚いたことに，LC231は調べた40種類の抗生物質のうち26種類の抗生物質に耐性を示し，臨床で有用なほとんどの抗生物質に耐性をもっていることがわかったのである。しかし，明らかになったのはこれだけではなかった。研究グループがその耐性メカニズムを調べたところ，LC231のもつ耐性メカニズムのいくつかはほかの細菌でも確認されている既知のものであったが，少なくとも三つの耐性メカニズムは今までに報告されたことのない新規のものであったのだ。

バートンとライトの研究グループは，細菌の耐性メカニズムが非常に古いものであり，人間の活動や現代医学の成果である抗生物質の出現に先立って存在していたものであることを明らかにした。洞窟内の細菌は，人間による抗生物質の過度の使用や乱用とはまったく無関係に，抗生物質による攻撃から身を守るため，独自の機構を発達させてきたのである。またこれらの細菌が何百万年にもわたり，この防御メカニズムを保持してきたということも注目に値することであった。

これは大きな発見ではあったが，同時に人間の活動は自然に影響を与えないと唱えてきた人々にとって好都合な話でもあった。産業界や製薬会社のなかには，これらの発見を基に，抗生物質がつくられるずっと前から細菌が耐性メカニズムを自ら生み出してきたのなら，農業や食品生産の現場で抗生物質の使用をやめる必要はないのではないか，と述べる人々もいた。全世界で，診療所や病院で人間に投与される量の3倍の抗生物質が家畜に使われていたとして，それが何か問題になるだろうか？　細菌は人間の行動とは無関係に，何百万年もの間行ってきたことを行っているに過ぎない。

耐性は実際に起こっている現実的問題かもしれないが，産業農業とは無関係であると彼らは主張した。

ライトはこうした反応は近視眼的だと考えていた。オンタリオでの土壌の採集に始まり，ディープシークレットの研究に至る彼の長年の研究で明らかになったのは，細菌は抗生物質を自らつくり出すということ，そして同じ資源を巡って競合するほかの細菌は，抗生物質を自由に使える細菌から身を守る抵抗力を発達させる，ということであった。これは，抗生物質を生成する細菌と抗生物質に耐性をもつ細菌との間に何千年にもわたって続いてきたバランスの取れた競争だった。しかし今世界中で起こっている抗生物質の乱用により，土壌，水流，ドアノブやベッドサイド，そして病院でこのバランスが崩壊してしまったのである。薬剤耐性菌は今や明確な優位性をもっており，競争相手を打ち負かして繁栄していた。ライトはこの均衡を破った原因は人間の活動であると確信していた。しかし，彼の研究結果は，一筋の希望をもたらすものでもあった。細菌は新たな防御メカニズムを発達させるだけでなく，耐性菌を武装解除させることのできる分子を活発に生成していることがわかったのである。地球内部の奥深くに隠された多数の未発見抗生物質分子が，発見される日を待っていた。

第4章　遠くの友人

ジェリー・ライトにとって謎を解明する鍵は土壌であったが，ゴータム・ダンタスにとっての鍵はアマゾンのヤノマミ族，より正確に言うとヤノマミ族の細菌叢《そう》であった。彼のこの細菌叢研究は，ヘリコバクター（ほとんどの人間の胃のなかで繁殖するグラム陰性菌の一種）の起源に関する研究がもともとの出発点であった。ブラジルとベネズエラの国境はアマゾンの鬱蒼《うっそう》としたジャングルのなかを通っており，明確な線が引かれているわけではない。そこでは植物が密生しているために太陽光は貴重な資源であり，また地面のあらゆる部分が生物たちの土地所有をめぐる争いの対象になっている。植物の丈は高くなる傾向があり，競争相手を寄せつけないために短剣のような鋭い棘をもつ。蛇，かもめ，アルマジロ，いのしし，ジャガーは，何千年にもわたってジャングルに住みつき，進化上のいとこである人類とジャングルを分け合ってきた。

人類学者は，ヤノマミ族がこのジャングルで1万1千年にわたり暮らしてきたと考えている。彼らは大きな円形の建物をたてて独特の共同生活を営むことで知られ，中心にある共同エリアはしばしば儀式や祭祀に使用される。このヤノマミ族は人類学だけではなく，科学研究の対象にもなってきた。

ベネズエラの南部およびブラジル北部で暮らす諸部族は，ヤノマミ族を含め，1970年代まで世界とほぼ隔絶された状態にあった。しかし1970年代にブラジル政府が新たな開発政策と「統合」政策を打ち出したことが災いし，彼らの住む地域で恐るべき虐殺，排除が起こり原住部族は壊滅的な打撃を受けた。また1990年代には採掘業者がこの地域で金が採れることに目をつけた。これに対して政府は保護に無関心であり，採掘業者はリベートやロビー活動を通しジャングルの奥深くに侵入していき，その結果原住部族に新たな病気がもたらされた。こうして産業開発による攻撃にさらされアマゾンがゆっくりと衰退していくにつれ，ヤノマミ族は再び苦境に陥ることとなる。しかしヤノマミ族の一部の人々，特にベネズエラ側に暮らしていた人々は変化と破壊にさらされることなくひっそりと暮らしてきた。2008年にヘリコプターに乗った陸軍兵士の一隊が，今まで知られていなかった村にヤノマミ族の人々が暮らしているのを発見するまで，彼らのほとんどは存在を知られていなかったのである。その存在が明らかになって間もなく，科学者たちは彼らの腸内細菌がもつ秘密を発見することになる。しかしこうした調査に先立って，まずは文明と現代医学から隔絶して暮らしてきたヤノマミ族の人々を病気から保護する必要があった。

喧騒につつまれたインド第二の大都市ムンバイは，アマゾンの熱帯雨林とはかけ離れた場所である。ダンタスにとって，人口密度の高いムンバイの「ジャングル」は木々ではなくコンクリートでできており，エキゾチックな鳥のさえずりのかわりに道一杯の車から発せられる騒音に取り囲まれた場所だった。高校１年生のとき，彼はアメリカ出身の外国人教師が受けもっていた生物学のクラスで海洋生物のもつ生科学的な可能性を知り，それに触発されて生科学で博士号を取ることを決意した。この目標に向かって突き進むなかで多くの偶然が積み重なり，彼は長期にわたってさまざまな場所で学んでいくことになった。

最初の一歩は南インドの小さな町，コダイカナルにある国際寄宿学校から始まった。その後，彼はアメリカ・ミネソタ州のセントポールにあるマカレスター大学へと進学し，さらにそこを足がかりとして，シアトルのワシントン大学でついに博士号を取得した。次にこの博士号と長い時間をかけて蓄えてきた知識を武器に，ダンタスはハーバード大学のメディカルスクールへと進むことになった。彼がアメリカのさまざまな場所で学んできたように，その縦横なスタイルは学科の専攻にも反映され，彼は有機科学，タンパク質工学，バイオ燃料について幅広く学んでいった。

2000年代の初頭，バイオ燃料に多くの関心が集まっており，ハーバード大学のジョージ・チャーチが率いる研究室は話題の中心の一つであった。チャーチは非常に独創的なアプローチを取る研究者として知られ，当時彼の研究室にいた人々は，虫を燃料として活用する方法の研究に没頭していた。

ダンタスがハーバード大学で博士研究員として過ごしていたある日，彼はほかの研究者とともに簡単な実験を行った。これが予想外にダンタスの研究を興味深いものに変容させることになる。彼らは古参の先輩科学者と同様，微生物の無尽蔵の貯蔵庫である土壌というものに着目した。そしてそこから有用なバイオ燃料のもととなる物質を発見するべく，アメリカのさまざまな場所から多数の土壌サンプルを採集し，細菌を分離することに励んだ。2000年代の最初の10年は世界の原油やガス市場の先ゆきが非常に不透明であり，生物学者，科学者，ケミカルエンジニアは，有機物や細菌といった微生物由来のバイオ燃料など，原油やガスの代替となる燃料源を探すことに活発に取り組んでいた。各科学領域を隔てていた伝統的な壁もまた消えようとしていた。複数の研究機関全体で，新たな，多分野にまたがる研究手法が採用され，実施され始めていたのだ。ダンタスと彼の同僚は，細菌を培養するために，バイオ燃料に変換され得るさまざまな植物ベースの化合物を細菌の栄養源として試すことにした。そしてその対照実験として，抗生物質を非常に毒性の高い高濃度状態でその化合物に加えたのだ。その抗生物質の濃度は，病院で深刻な細菌感染症にかかった患者に投与される最大量より何倍も高いものであり，ダンタスはこの対照実験で使用された細菌はすべて死滅すると確信していた。しかし結果は彼の予想を裏切るものであった。

ダンタスと同僚は抗生物質によって細菌が死滅しなかったことに衝撃を受けた。奇妙なことに，細菌のなかには抗生物質を飲み込んだものもあった。これらの細菌は単に生き残ったというだけではなく，抗生物質を食べて繁殖していたのである。ダンタスには，自分の目の前で起こっていることが信じられなかった。これらの細菌はどのように環境と関わり，その環境はどのように細菌の行動に影響を及ぼしているのだろう？　ダンタスがこのできごとを整理していた頃，科学界では人間の細菌叢への関心が急速に高まりつつあった。そのためダンタスは，細菌と環境とのこうした一連の関係は人間の腸内でも同様に展開されているのだろうか，という新たな疑問をもつようになった。

ダンタスは細菌の行動，さらに微生物ゲノム科学の研究に熱心に打ち込み，2009年にはセントルイスのワシントン大学で自ら研究室を立ち上げて，細菌叢の研究に取り組んだ。彼は学会へ出席し，ボルダーにあるコロラド大学の教授で，微生物とそのゲノムの高度な計算研究で知られていたロブ・ナイトと知り合った。二人の科学者には多くの共通項があった。彼らの関係で決定的に重要だったのは，さまざまな環境における微生物の行動を探索するためのツールを開発することにともに関心をもっていたことであった。

ナイトとダンタスは，必ずや微生物の世界に光を当てることになると二人が確信する実験についての話し合いを始めた。彼らの念頭には非常に具体的なパラメーターがあった。ナイトとダンタスは抗生物質に接したことがない人間の細菌叢を観察したいと考えていたのである。それはどのような様子をしているのだろう？　それを解明するための実験を行うことは可能だろうか？　ダンタスはムンバイのコンクリートジャングルを思い浮かべ，そうした実験は実現不可能ではないかと思っていた。しかし，幸運なことに，ナイトは微生物学者のマリア・グロリア・ドミンゲス・ベロと知り合いで，かつて共同研究をしたことがあった。

ドミンゲス・ベロはプエルトリコ大学の微生物学者であった（彼女は2012年にニューヨーク大学に移り，その後ラトガース大学教授になっている）。ドミンゲス・ベロは長年にわたり細菌叢に関心を寄せてきた研究者で，彼女の学究生活のほとんどは，ヘリコバクターの研究に費やされていた。ヘリコバクターは興味深い細菌であり，人はだれでも腸内にヘリコバクターをもっている。いや，正確には，少なくとも世界人口の2/3がヘリコバクターをもっている。ほとんどの人にとってヘリコバクターは良性で無害なものであり，科学者はこれらの細菌が子供の胃に生息することで，アレルギーや喘息を減らすことができると考えている。しかしながらヘリコバクターは時に，胃の内壁を傷つけ痛みを引き起こし，その結果子供にも大人にも潰瘍が起きることがある。ドミンゲス・ベロはこれまで長期に渡ってヘリコバクターを研究し，彼女の母国ベネズエラでよく聞かれる次のような疑問を解明するための調査をしていた。ヨーロッパ人が新世界にヘリコバクターをもち込んだのだろうか？　それとも彼らが来たときには既にヘリコバクターは新世界に存在していたのだろうか？

スペインからやってきた入植者が，はしかから天然痘に至るまでさまざまな病気をもち込み，その結果多くの原住民が亡くなったことはよく知られている。ドミンゲス・ベロは，これに加え「ヨーロッパ人がヘリコバクターの保菌者であり，彼らがその細菌をこの地域へもち込んだ結果，原住民の腸内にヘリコバクターが生息するようになった」という説が本当かどうか突き止めたいと思っていた。ドミンゲス・ベロは調査を開始した。南アメリカの原住民（アメリンディアンとしても知られる）がもともとはアジアから来たこと，そしてヨーロッパ起源のヘリコバクター株とアジア起源のヘリコバクター株は異なることはわかっており，この系統の違いは研究室での実験で示すことができた。もしヨーロッパからの入植者に接触したことがない原住民の腸内のヘリコバクターを研究することができれば，この問いに対する回答が得られるだろう。そしてドミンゲス・ベロはベネズエラや南アメリカの国々の研究者とともに調査を行い，原住民部族のヘリコバクターはアジア由来であることを突き止めた。ヨーロッパからの入植者はラテンアメリカに多くの病原体や病気をもち込んだが，ヘリコバクターをもち込んだのは彼らではなかったことが判明したのである。

ドミンゲス・ベロは，ベネズエラ政府，および彼女が1990年代から関係を築いてきたアマゾン熱帯病センターとのやり取りを通し，ベネズエラ陸軍が最近，監視パトロール中にヘリコプターからヤノマミ族の一団を見かけたことを知った。そのヤノマミ族は，アマゾン川から遠く離れた，いまだ地図化さえされていない未開の地域に暮らしていたことがわかった。これは彼らが科学データの宝庫である可能性を示していると同時に，きわめて無防備な状態であることを意味した。当然のことながら，彼らがどこに暮らしているかは公にされず，その領域は地元政府から厳重な保護を受けていた。ドミンゲス・ベロでさえ，今日に至るまで，このヤノマミの人々が暮らす場所を正確には把握していないのである。しかしこのように厳重な保護を受けていたとしても，たまたま免疫をもった，あるいはワクチン接種を受けたことのある人々とヤノマミ族が接触するようなことがあれば，ヤノマミ族が全滅してしまう危険性は根強く残っている(「そうなるか・ならないか」ではなく「いつそうなるか」の問題であるとされる)。ヤノマミ族はワクチン接種を受けたことがないため，はしかのような致死性の伝染病に対する免疫をもっていないだろうと推測された。

2009年，ベネズエラ政府の派遣した医療団がその地域を訪れ，ヤノマミ族に伝染病予防のためのワクチン接種を行った。病気をもち込まないよう厳格な手順に従って作業を進めるなかで，その小さな集落は狩猟採集で成り立っており，ヤノマミ族が野生のバナナ，季節の果物，小魚，沼地のカエルを常食としていることがわかってきた。その地域から最も近い医療機関は歩いて2週間の距離にあった。医療団はヤノマミ族の人々に予防接種を施す前に，彼らの便，口腔内の皮膚，および前腕部の手のひら側の皮膚のサンプルを採集した。これらのサンプルこそ，ドミンゲス・ベロがヤノマミ族の細菌叢を調査するために必要としていたものであった。ドミンゲス・ベロは，この貴重なサンプルを入手するために膨大な量の書類を準備し，ほぼ1年を費やして必要なすべての承認を得たのであった。

ロブ・ナイトはダンタスにドミンゲス・ベロを紹介した。ドミンゲス・ベロが入手したベネズエラのサンプルは，ヘリコバクターの起源に関する物語以上のものを教えてくれるはずだった。サンプルを分析することができれば，ジャングルの奥地に住み，抗生物質を使用したことのないその原住民族が，抗生物質耐性遺伝子を本来的にもっているかどうか判断できるだろう。

ダンタスの研究室では多くのことをこなさなければならなかった。ドミンゲス・ベロが経験したのと同様，サンプルは当然のことながら厳重に保護されていた。それが途方もなく希少かつ貴重だったからである。ドミンゲス・ベロが提供したベネズエラ当局の連絡先は適切なものではあったが，ダンタスの研究室ではお役所が構えたハードルをクリアするために，数カ月かけ膨大な事務処理を行わなくてはならなかった。それはすべて自らの推論が正しいかを追求するためであった。ダンタスとナイトは認可が下りるのを待つ間に，サンプルの到着に備え研究室の準備を万端に整えた。2013年のはじめ，サンプルはついにセントルイスに到来した。

研究グループはフル稼働に入った。そして最初に得られた結果は興味をそそられると同時に困惑させられるものでもあった。研究結果からヤノマミ族が，世界中の病院で現在使われている一般の抗生物質に耐性をもつ細菌をもっていることが明らかになったのである。しかし，わかったのはそれだけではなかった。ヤノマミ族の細菌叢は最新の洗練された抗生物質に対しても耐性をもっていたのである。データは，ヤノマミ族が自然由来の抗生物質だけでなく，定義上自然には存在しないはずの合成抗生物質に対しても耐性をもっていることを示していた。ジャングルの奥深くで隔絶した暮らしをしてきたはずのヤノマミ族が，どのように1980年代に製薬会社の実験室でつくられた薬剤に対する耐性を獲得したのであろうか？

ダンタス，ナイト，ドミンゲス・ベロが明らかにした事実は，ちょうどジェリー・ライトとヘーゼル・バートンの場合と同様，人々が予期しないものであった。現代文明に接したことのないヤノマミ族の細菌叢内の細菌が，抗生物質に対する耐性をもっていただけでなく，実験室でつくられたはずの薬剤にも耐性をもっていたのである。これをどう説明すればよいのだろうか？　ダンタスは推測することしかできなかった。彼は次の二通りのことが可能性があると考えた。最初の推論は，ダンタスと彼の研究グループが発見した分子の断片はヤノマミ族の細菌内で自然の機能を発揮したに過ぎない。つまり，これらの細菌が遠く離れた実験室でつくられた高度な「最新」の抗生物質に対し防御機能を働かせたのは単なる偶然だ，という考え方である。

しかし，可能性はもう一つあり，それがダンタスと彼の多くの同僚たちの楽観論の元となっていた。おそらく，これらのいわゆる合成抗生物質はそもそも合成されてできたものではないのではないか。実験室で科学者がつくり出したと考えられていたものは，実は自然がずっとつくり続けてきた化合物なのかもしれない。これらの合成分子はアマゾンの環境細菌が自然に生み出したものであり，身近な環境の一部であるこの化合物がヤノマミ族の体内に入り込んだ結果，彼らの細菌叢内で耐性を誘発したのではないか。もしそうであるなら，それは世界中のさまざまな細菌叢のなかに，新薬と科学物質の手つかずの貯蔵庫があるということを意味するのかもしれなかった。

科学者と微生物学者は何十年もの間，土壌は有力な抗生物質を生み出す細菌を無尽蔵に蓄えていると信じてきた。1940年代初期の成功と，製薬会社が土壌サンプルから新たな抗生物質を発見していた1950年代の蜜月期間がこの事実を証明している。しかし，1960年代にこの新薬の供給源が枯渇し始めると，科学者たちはほかの場所に目を向けるようになっていった。

ダンタス，ドミンゲス・ベロ，ライト，そしてその他の科学者は初期の科学者の勘が正しかったことを明らかにした。楽観的になるのには理由がある。耐性をもった洞窟細菌やヤノマミ族の遺伝子の発見は，私たちが自然の蓄えを使い果たしていないことを示唆している。最新の薬剤のない場所で抗生物質に耐性をもった細菌が存在するという事実は，細菌が自らのダーウィン的生存競争を生き抜くために生み出し使用している，私たちがまだ知らない抗生物質があることを示唆しているのである。これらの有効な科学物質を探すには，かつてない洗練された高度な技術が必要となることが予想される。

第５章　種子貯蔵庫のそばで

ジェリー・ライトは自分の発見に興奮していた。しかし何か心にひっかかるものがあった。彼は細菌間の激しいせめぎ合いについて思いを巡らせた。一部の細菌は抗生物質を生成し，そしてこれらの致死性の分子によって自らが死んでしまうのを防ぐために耐性を発達させる。また一部の細菌は，ほかの細菌からの攻撃を防ぎ生存競争に打ち勝つために防御力を発達させる。では，このせめぎ合いはいつまで続くのだろうか？　防御力が非常に強くなった場合，攻撃力をもつことにはどのような利点があるのだろうか？

ライトはどこかつじつまが合わないと感じていた。すべての細菌が最終的に抗生物質に耐性をもつことができるとしたら，なぜ抗生物質をつくり続ける細菌が存在するのだろう？　多くの研究によって細菌の耐性が高まっていることが明らかになるにつれ，自然を研究対象とする学者として自然の秩序に強い関心をもっていたライトは，別の角度からこれを読み解く方法はないかと考えた。一部の細菌がほかの細菌の防御力を弱め，再び抗生物質に耐性をもたない状態にする手段が存在するかもしれなかった。

ライトはこの理論を検証するため，彼の最も有力なリソースである土壌に立ち返ることにし，学生や同僚に彼らが有望だと思うサンプルを集めるよう求めた。彼は細菌が抗生物質を生成し続ける理由を解き明かすパズルのピースを探そうとしていたのである。意外にも答えはあっけなく出ることになった。学生の一人が休暇中にノバスコシアの国立公園へハイキングにいき，そこで土壌サンプルを採集してきた。これをほかの数百のサンプルと同様に分析したところ，特別なサンプルであることが判明したのだ。ライトと研究グループは，そのなかにアスペルギルス菌（通常朽ちた葉に生える真菌の一種）によって生成された分子を発見した。ライトはこの分子を調べ，アスペルギルス菌が細菌の耐性メカニズムを無効にする分子を生成していることを明らかにした。これは細菌間における軍拡競争において，今までに知られていなかった新たな展開であった。一部の細菌が抗生物質を生成する。ほかの細菌は生き残るために耐性を発達させる。しかし，その後アスペルギルス菌が生成したような，耐性を無効化し細菌の防御に穴をあけ，元の抗生物質を再び有効にすることができる分子が生成されるのである。ライトは，学生が採集してきたノバスコシアの土壌サンプル中に，アスペルギロマラスミンＡまたはAMAと呼ばれる，そうした分子の一つを発見したのであった。

この発見により彼の研究は新たな展開を迎えた。今彼が目標とするのは，アスペルギロマラスミンＡ（AMA）をある特殊な酵素をもつ細菌に対抗するための武器に変換することだった。この特殊な酵素の作用により，細菌が有力な薬剤の大部分に耐性をもつようになることがわかっていた。その酵素の名はニューデリー・メタロベータラクタマーゼ1，またはNDM-1といった。

インド，ニューデリーに溢れかえる人々，そしてその活気ある街の風景と，閑散としたスヴァールバル諸島とを結びつけるものはほとんどない。

後者は北極海に浮かぶ，北極とノルウェー本土の中間あたりの高緯度に位置する群島で，植物はほとんど育たない。スヴァールバル諸島は17世紀と18世紀にはノルウェー人の捕鯨基地であったが，今日，この諸島はまったく別のことで知られている。ここにはハルマゲドンに備え，人間の文明を保存することを目的とする貯蔵庫があるのである。

「世界種子貯蔵庫」はスヴァールバル諸島の西端に位置するスピッツベルゲン島にある。貯蔵庫はきわめて安全性の高い施設で，砂岩の山の下約122メートルのところにあり，ノルウェー政府と食料安全保障の任に当たる非政府機関の国際信託，そして遺伝子資源の保全に力を注ぐ北欧の協議会が共同で管理している。貯蔵庫内には約450万個の種子サンプルが保存され，世界的な危機が発生した際に使用できるようになっている。しかし皮肉なことに，貯蔵庫はノルウェーの設計者が予想していなかった気候変動の危機に耐えられない可能性がある。氷河が溶け続けているためこの貯蔵庫は水没の危機に瀕しているのだ。この場所は人間の文明から隔絶しているという理由から選ばれたものの，結局文明の影響から逃れることはできなかった。そして文明による影響は気候変動だけにとどまらない。

種の貯蔵庫があるスピッツベルゲン島の北西の隅に，コングスフィヨルデンという名の氷河フィヨルドがある。2019年1月，イギリス，アメリカ，中国の国際研究グループが，このコングスフィヨルデンの複数の場所から集めた土のなかに「抗生物質耐性遺伝子」の存在が認められることを発表した。採集場所のなかにはSL3と呼ばれる小さな湖も含まれていた。このSL3から採集した土壌サンプルから発見された抗生物質耐性遺伝子は，病原性細菌に対抗するための最後の防御線の一つである，カルバペネムと呼ばれる薬剤群に耐性をもつ遺伝子であった。この研究グループは，ジェリー・ライトが研究していたのと同じ遺伝子がその土壌サンプルに含まれていることを発見したのである。これは，先に紹介した，カルバペネム耐性感染症にかかったネバダ州の女性患者から発見されたのと同一の細菌，恐怖のNDM-1であった。

第6章　カラチへの鍵

軍拡競争と勢力バランスのせめぎ合いは，何も細菌の世界に限ったことではない。実際，マイモニデスの時代のはるか以前から諸国間のこうした緊張状態がどう展開するかは，細菌間の競争に直接的な影響を与えてきた。そして，アジアの中心に位置する二つの核保有国，多くの人口が密集して暮らすインドとパキスタンは常に戦争勃発の危機にさらされており，世界を破滅に導きかねない緊張状態にある。

1947年にイギリス領インド帝国がインドとパキスタンに分割されて以来, 両国は国境をはさんで対立を続けてきた。インドとパキスタンは1965年，1971年と二度にわたって大規模な戦争を行ったほか，世界最高地の戦場といわれる極寒のシアチェン氷河地域で小競り合いを繰り広げている。侵略, テロ行為, 舌戦は両国間に深く根を張る敵意を映し出している。ティモシー・ウォルシュというイギリス人細菌学者がパキスタンで有名になった背景には，このような二国間の敵対関係があったのである。

ティム・ウォルシュはイギリス・ブリストルで生まれ，13歳のときオーストラリア最南端のタスマニア州に移住した。彼が科学に関心をもったのは生物学者であった父の影響が大きい。ウォルシュは最初医学の道を志したが，のちに微生物学の分野へ転向し，ペニシリンが属する抗生物質グループであるベータラクタムの研究で修士号を取得している。彼はオーストラリアの大学を卒業してからブリストルに戻って博士号を取得し，その後はイギリス国内をまわって，専門家としての訓練と知的自由を与えてくれる研究室を探した。何度かのポスドクを経て，彼はブリストルで講師の職に就いた。つまり，彼は振り出し地点のブリストルに戻ってきたことになる。しかし，だからといってそこに腰を据えたわけではなかった。当時，抗生物質耐性の研究分野ではグラム陽性細菌の研究が主流であったが，ウォルシュは頑としてグラム陰性細菌の世界を追求していた。そして2006年，ウェールズのカーディフでチャンスがもち上がった。カーディフ大学がウォルシュを特別教授として迎えたい意向であるという。カーディフはブリストルから海峡を隔てて西へ1時間のところに位置する街で，ウォルシュはカーディフ大学の静かな環境を気に入った。また教授職の場合，講師に比べ授業や事務作業による負担が少なくて済む。そこで彼はカーディフ大学に赴くことを決め，ここを拠点としてグラム陰性細菌の研究に本腰を入れることにしたのである。

ウォルシュは2008年のはじめ頃，ストックホルムにあるカロリンスカ研究所の同僚から支援を要請する電話を受けた。この電話はスウェーデン在住のインド人男性に関するものだった。その男性は最近インドへ行って尿路感染症（UTI）を発症し，スウェーデンに帰国後もその感染症が完治せず，治療を続けていたのである。UTIは珍しい感染症ではないため，通常の検査が実施された。その結果，驚くべきことがわかった。男性の感染症は120年以上も前にフリードレンダーを興奮させたのと同じ種類の肺炎桿菌によるものだったのである。

検査の結果わかったことはほかにもあった。その感染症を引き起こしていた細菌が，多くの薬剤に対し強い耐性をもつ原因となる，新たな遺伝子（新たな酵素の遺伝コードを生成する）を備えていたことである。ウォルシュはこの酵素をニューデリー・メタロベータラクタマーゼ-1（NDM-1）と名づけた（この命名法は患者の病気の発生地であるニューデリーと，耐性メカニズムであるメタロベータラクタマーゼを組み合わせるというごく一般的な国際慣行に従ったものである）。

この発見は，その名称，そしてその酵素が細菌に非常に広範な耐性を与えるという恐るべき事実にもかかわらず，インドではもちろんのこと，世界的にもそれほど注目されなかった。ウォルシュにとって，遺伝子や酵素の名称，そしてそれがどこで最初に発見されたかはそれほど重要ではなかった。ウォルシュが懸念していたのは，NDM-1が細菌に対し，最も強力な抗生物質への耐性を与えてしまう性質をもっていることであった。NDM-1は一細菌から別の細菌へと伝播する。そのためペニシリン，セファロスポリン，およびカルバペネムといった抗生物質が，クレブシエラ・ニューモニエ，エシェリキア・コリ（通常は大腸菌と呼ばれる），およびその他のグラム陰性菌に起因する感染症（尿路感染症など）にまったく効かなくなる可能性があったのである。多くの治療が失敗に終わるリスクが高まっており，急ぎ研究成果を医療の現場にもち込む必要があった。

ウォルシュと彼の研究グループは2009年にインドへ渡り，患者，下水，上水道からサンプルの採集を始めた。彼らは，この問題のおよぶ範囲や新たな耐性メカニズムの疫学的解明に関心をもつインドの研究者と密接に連携して作業を進めた。そしてウォルシュと彼の研究グループは，自らの発見に大きな危機感を覚えることとなった。

インド全土で行われた研究で，大腸菌またはクレブシエラ・ニューモニエのなかにNDM-1をもつ患者が数十人存在することが明らかになった。結果の信頼性を確保するために，すべてのサンプルはイギリスの検査施設で検査された。ウォルシュらの研究は始まったばかりであったが，イギリスやアメリカにもNDM-1が関与する感染症にかかっている患者がいるとの報告が入ってくるようになった。問題となったのは，アメリカ疾病管理予防センターが「NDM-1をもつアメリカ人患者全員がインドまたはパキスタンへの渡航歴がある」と発表したことである。さらに悪いことに，そのアメリカ人患者たちは一つの共通点をもっていた。みなインドまたはパキスタンの病院で治療を受けたことがあったのである。これはそれほど驚くべきことではなかった。というのも当時，インドの医療ツーリズムが活況を呈していたからである。しかし，これは憂慮すべき兆候であり，最も強力な抗生物質への耐性を細菌に与えてしまう耐性メカニズムがインドの病院に潜伏していることを意味していた。

2010年8月，ウォルシュの発見が，権威ある医学雑誌『ランセット感染症（Lancet Infectious Diseases）』誌に掲載されると，この憂慮すべき発見に対し，世界中で多くの記事が発表されるようになった。論文発表の2日後には，GoogleでのNDM-1検索数は470万件を超えた。「科学者がインドから広がる新しい超細菌を発見」「抗生物質のない世界への心構えはできていますか？」といった記事の見出しは，制御不可能な薬剤耐性の発生に対する恐怖心をあおった。人々はインドへ渡航すること自体危険であると考えるようになり，インドの旅行産業は打撃を受けることになった。これに驚いたインド政府はただちにウォルシュの研究を非難し，偏見に満ちた非科学的な研究とさえ呼んだ。ウォルシュの研究は，元植民地の成功に嫉妬したイギリス人による，インド旅行産業への悪意あるプロパガンダとみなされたのである。国会議員のS. S. アルワリアの次の発言からは，名誉を傷つけられ攻撃にさらされたという被害者意識が読み取れる。「インドが医療ツーリズムで評価を得つつあるなか，こうした種類のニュースは不適切なものであり，多国籍企業による悪しきたくらみである可能性がある」。

ウォルシュはカーディフに無事戻っており，また安定した地位を確立していたため，こうした動きにそれほど不安を感じなかった。しかしこの論文の筆頭著者であったカーシケヤン・クマラスワミーは，インドの国会議員から，西側と共謀し利益相反の罪を犯したとして非難された。クマラスワミーは科学の謎を解き明かそうとしていただけであったが，インドの医療ツーリズム産業が年間24億ドルを生み出す重要な産業だったために，政治的波乱の中心に立たされてしまったのである。

インドにとって，問題の中心は酵素名にあった。NDM-1という名称は先程も触れたように国際慣行に従って名づけられたものにすぎなかったが，新たな超細菌とニューデリーとの関連性を表すこの命名は，インド政府には犯罪行為として受け止められた。インド政府は，この遺伝子とインドが結びつけられることで医療ツーリズム産業に永続的な影響がおよぶことを恐れたのだ。

インド政府は自ら研究に乗り出しその結果を報告したが，それは政府の息のかからない研究者らによる独立した研究の結果とは矛盾するものだった。批評家たちは，その新しい調査結果は政府の干渉によりバイアスがかかっているのではないかと懸念し，その正当性を疑問視した。そのため，次第にインド政府，医療産業，公衆衛生機関内での緊張が高まっていった。一方科学者たちは酵素をコード化する遺伝子が広まることこそ問題であると指摘した。その名称を巡って論争が巻き起こるなか，抗生物質治療の脅威となるその遺伝子の能力は，何ら対策されることなく放置されていたのである。

ウォルシュと彼の研究グループは粘り強く研究を続けた。新しく行われた研究では，インドの上下水道，廃棄物のなかに高レベルの抗菌薬耐性が見られることが明らかになった。彼らはニューデリーの上下水道から採集したサンプルを分析し，およそ50万人の人々が腸内にNDM-1を生成する細菌をもっていると推定した。50万人というと，少なくともニューデリーの全居住者の10％にあたる。これは，仮に彼らが病気にかかり，またその病気がNDM-1をもつ大腸菌やクレブシエラ・ニューモニエなどのグラム陰性細菌に起因するものである場合，通常の治療では治せないことを意味した。

この話が広まると，再びメディアが大きく取り上げ，波乱が巻き起こった。インド医学研究評議会会長であるヴィシュワ・モハン・カトチ博士までもがテレビの生放送に出演し，最新の調査結果は臨床的証拠あるいは疫学的証拠に基づいたものではないと述べた。政府は秘かに上水道を今までより積極的に塩素消毒し，また塩素錠剤の配布を始めたものの，住民に対しては上水道が安全であること，心配する必要はないことを保証した。将来またこのようなトラブルが起こる可能性を減らすため，政府はサンプル採集のルールを急いで変更した。

ウォルシュはインドでは受けのよくない人物になってしまったが，逆にパキスタンでは英雄として扱われた。その理由は，彼が実績ある良心的な科学者である，という事実とは何ら関係がなかった。彼が称賛されたのは，デリーの上水道が危険であることを示し，インドに不名誉をもたらしたからである。NDM-1はインドの患者だけに限定されたものではなく世界的懸念であることや，パキスタンに出入りした患者もまた薬剤耐性菌をもっていたという事実は，ほとんどかえりみられなかった。インドの医療ツーリズムが窮地に陥っている，それだけでパキスタンにとっては十分祝うに値することだったのである。

2012年，パキスタン，カラチで正式なセレモニーが開かれ，ウォルシュはカラチ市長から表彰された。細菌には国境や民族主義の歴史は意味をなさない，という事実が言及されることはなかった。

第7章　戦争と平和

東京の中心部から約10kmの地点にある，北里大学病院の高層ビルの向かいに，小さな神社が立っている。これは医学の奇跡ともいえる細菌感染症治療の世界的研究を記念するものだ。この神社は，北里大学やその病院と同様，世界的に知られた医師であり細菌学者である北里柴三郎を思い起こさせるが，実は北里だけでなく，もう一人の人物が関係している。この神社は二人の科学者にちなんで，コッホ・北里神社と呼ばれているのである。

この神社は1920年に建てられ，それ以降100年の間に二度，別の場所へと移転された。しかし，神社がどこに立っているかにかかわらず，毎年5月27日には神道にのっとり追悼式典が行われてきた。建立当初は北里自身がこの式典を執り行ったとのことである。

筆者は2019年夏にこの神社を訪れたが，御神体は一房の遺髪（北里の祖先のものではない）であると聞いた。これは，感染症研究の開祖であるロベルト・コッホという名の微生物学者の業績を記念するものである。

北里は日本における感染症研究の先駆者として称賛され名声を博した人

物であるが，彼は自らが医学の発展に寄与できたのはコッホの指導によるところが大きいと考えていた。彼がコッホの研究所に所属し研究を始めたのは1886年のことである。当初，コッホは北里をドイツ語の上手な日本人として見ていたにすぎなかったが，北里は次第に頭角を現し，コッホの研究所および新しく設立されたベルリン衛生研究所になくてはならない存在となっていった。

こうした関係を受け，1931年に北里が亡くなったとき，彼の学生たちがこの神社をコッホ神社からコッホ・北里神社へと改名した。神社は国立伝染病研究所から新しく設立された北里研究所に移され，第二次世界大戦の最中に大きな被害を受けたあと，さらにもう一度移転している。この戦争では，細菌による感染症が多数発生し，またそれに対抗するために抗生物質が大きく躍進した。これらの革新や進歩の最大の推進力として戦争の果たした役割を考えるとき，感染症研究の発展に寄与した二人を祀るコッホ・北里神社がこの戦争によって破壊されたのは皮肉なことである。

ロベルト・コッホ研究所は，ベルリンの中心部のアレクサンダー広場から約5kmの地点にあるベルリン・シュパンダウ船舶運河のほとりに立っている。この風格ある赤レンガの建物は，春にピンクの花をつける美しい木蓮の木立に囲まれ，近くの運河は，ベルリンが最初に形成されたあたりでハーフェル川とシュプレー川をつないでいる。1900年に開設されたこの建物とその建物内の研究所は，日本のコッホ・北里神社同様，ロベルト・コッホの偉大さと世界的な影響力を示すものである。

コッホはほぼ間違いなく，20世紀への転換点において最も影響力のあった細菌学者であった。彼は18世紀後半に生まれた，厳格で独特なドイツ式の教育の洗礼を受け，公衆衛生の分野に足を踏み入れた人である。コッホは1843年，鉱業に携わる大家族のもと，13人兄弟の3番目として生を受けた。長じて彼は，ゲッティンゲン大学に入学した。この大学は19世紀半ば頃，自然科学を学ぶには最高の場所と評価されていた。その後経緯はよくわかっていないが，医学の道に進んで医師になることを志し，1866年に首席で卒業している。

コッホが大学を卒業してから数年後，フランスとプロイセン（現ポーランド北部）は戦争に突入した。若きコッホは外科医として前線に従事したが，戦争の恐ろしさは終生彼の心に刻みつけられ，戦争終結後もこの両国の敵対関係はコッホの世界観形成に影響を与え続けた。両国間の対立はプロイセンの決定的な勝利によって終わりを迎えたが，ヨーロッパに有形無形の傷跡を残し，のちにヨーロッパ中を巻き込む大戦につながっていくのである。

戦争直後の混乱のなか，コッホは前線から引き上げると，現在のポーランドにあるウォルシュティンという小さな町の医師となった。1860年代後半，農村のウォルシュティンは，農民の大多数が炭疽症にかかっていた。今日炭疽症と聞くと，生物テロや秘密の研究室などが想起され恐怖を覚えるが，1800年代においては，炭疽症は戦争やテロとは無関係の感染症であり，家畜の健康や，時には人間の健康に関わる大きな問題として，農民にとっての頭痛の種であった。炭疽菌と呼ばれる細菌によって引き起こされる炭疽症には四つのタイプがあり，最も致死性が高いのは，胞子が呼吸器を通って体内で急速に増殖するタイプである。初期にはインフルエンザのような症状が出るが，症状は急速に変化して肺やリンパ節の組織に多大なダメージを与える。このタイプの炭疽症の場合，治療を受けられなければほとんどの場合，命は助からない。

コッホは，炭疽症を発症した家畜が短期間のうちに苦しみながら死んでいくことがあるのを知っていた。彼はこの致死性の高い病気の原因を突き止めようと決意した。炭疽症の秘密を解明することで，治療法を発見したいと考えたのである。幸運なことに，コッホは医師であると同時に創意工夫に富む職人であり，忍耐強く，注意深く，そして慎重だった。彼の実験技能は飛び抜けて優れ，ほかの医師とは一線を画していた。彼は木の細長い小片を用いて炭疽症に感染した牛の脾臓《ひぞう》から採った血液を健康なマウスのしっぽに注入し，さまざまな動物に見られる炭疽症が同じ原因によるものかを確かめようとした。

コッホの実験と測定は正確で，田舎町に住んでいるという制約にもかかわらず，彼は炭疽症の病原体を培養しその存在を特定することに成功した。結果は革命的なものであった。コッホはどのような形態のものであっても，炭疽症のあらゆる症例の原因となるのはたった一つの病原体であることを突き止めたのである。

それまで，コッホは急成長する感染症研究の分野にあって名を知られた存在ではなかった。しかしコッホは細菌学者のフェルディナント・コーンと知り合いであった。コーンはブレスラウ大学に学んだが，ユダヤ人であったために，当時ドイツに広く見られたユダヤ人排斥運動のあおりを受け，博士号を取ることができなかった。そのため，彼は比較的都会で偏見の少ないベルリンへ移って，19歳のとき博士号を取得した。

ユダヤ系であるがためにブレスラウ大学で博士課程の学生として認められなかったコーンであったが，皮肉なことにのちに彼は同大学に教授として就任することになった。コーンは1849年にブレスラウ大学に着任して以来，最後までブレスラウ大学を研究の場とし，その間，今日私たちが用いている，細菌の体系的分類法の前身となる手法を開発している。1860年代後半には，コーンは微生物学分野における絶対的権威とみなされるようになった。

1876年4月22日，コッホはコーンに炭疽菌の完全なライフサイクルを発見したことを知らせる手紙を書き送った。コーンはこの知らせに懐疑的ではあったが興味をもち，それについて論じるためにコッホをブレスラウに招待することにした。コッホは3日間にわたり，コーンとその同僚たちに「炭疽症は健康な動物の体内で増殖する細菌によって引き起こされる」という彼の主張の根拠を，単純な器具を使って明確に，反論できない形で証明した。また，細菌は好条件が整わなければ胞子を形成し，増殖できる環境になるまで休眠状態を保つことも示した。

コーンを納得させたコッホは1876年，この発見を発表し，これが反響を呼んで彼は瞬く間に名声を得た。しかし，これはただ単に炭疽菌のライフサイクルを解明したことだけが原因ではなかった。彼は革新的な「細菌論」を主張したのである。細菌論とは，病気はそれぞれ単一の病原菌である細菌によって引き起こされるという考えである。世のなかに病気をもたらしてきたのは「悪い空気」ではなく，病気を引き起こす固有の細菌であったのだ。この結果，細菌に起因する病気に対しては，迷信的な解決法や民間療法ではなく，科学的な根拠のある治療が必要だというパラダイムシフトが起きた。

コッホは自らの細菌論を主張するために，現在「コッホの原則」として知られる四つの原則を立てた。最初の二つの原則のなかで，彼は，病原菌は当該の病気のすべての症例で必ず見られること，そして病原菌は宿主から分離できることを主張した。言い換えると，ある人物が病原菌に起因する病気にかかった場合，その病原菌は患者の体内に物理的に必ず存在し，医師はその感染症患者からその病原菌を分離できなければならない，ということである。

三つ目の最も重要な原則では，コッホは病気にかかった動物の純粋培養物から病原菌を分離できた場合，それと同じ病原菌を健康な動物に注射すると必ず同じ病気を引き起こすと主張した。最後に，彼はその動物がこの病原菌により病気になった場合，この病原菌は回収可能であり，元の病原菌と同じでなければならないとした。

コッホはヴェルシュタインで地区担当の医師として働き，そのかたわら研究を行ってきた。しかし，彼は炭疽症にまつわるこの発見により，学界の階段を駆け上った。彼は1880年にベルリンにある国立衛生院に移り，1885年にはフリードリヒ・ヴィルヘルム大学の衛生研究所の最初の正教授になった。1891年には王立プロイセン感染症研究所の所長に就任し，1904年まで研究所の責任者の地位に留まった。この間，コッホの研究室は現代微生物学における最も生産的な場となった。研究グループは毎月のように新たな科学的発見をし，どの病原菌が結核やコレラを引き起こしているかを含め，当時最大の謎とされていた問題の多くを解き明かした。

コッホの研究グループは優秀な学生，インターン，客員研究員からなっており，ここには北里も含まれていた。北里は破傷風の原因菌の共同発見者であった。またユリウス・ペトリもコッホ研究室の一員であり，今日細菌研究に取り組むすべての研究室で使われているペトリ皿にその名を残している。しかし,コッホの弟子として最も特別な存在といえるのはパウル・エールリヒであったろう。

エールリヒは，血液中のさまざまな細胞に存在する特定の成分と結合する，特殊な染料を初めて開発した人物である。エールリヒは1891年，ベルリンのロベルト・コッホの研究所に着任し，5年の歳月を過ごしたのち，1896年に新しく設立された血清研究所の所長となっている。エールリヒは1870年代から免疫システムを研究してきたが，マールブルク大学で医師として働いていたエミール・フォン・ベーリングと共同で免疫システムを研究するうちに，患者が微生物にさらされることによりどのように免疫がつくられるかに興味をもった。そしてこれをきっかけとして，免疫細胞から分泌される，病原菌を攻撃する働きをもつ特定の分子について研究するようになった。

エールリヒは，免疫学の発展に寄与し，免疫細胞がどのように非自己分子や微生物を認識するのかについて重要な多くの発見をしたが，彼の関心は免疫システムの研究に留まらなかった。彼は微生物を標的とする特殊な治療法を開発することにも関心をもっていたのである。エールリヒは免疫システムに焦点を当てながら，染色研究も怠らず，この一見異なる二つの分野を結びつける方法を発見した。彼は，染料が細胞の特定の要素と結合し，それらを顕微鏡で見分けることができるなら，同様の作用をもつ治療用分子が存在するのではないかと考えた。もしそうした分子が存在するなら，それらの分子に細胞の重要な部分の機能を停止させることはできないだろうか？　エールリヒは，このプロセスが可能なら，病原菌を殺すための特殊な分子をつくり得るのではないかと主張した。彼の仮説と「ロックアンドキー」メカニズムは，のちにどちらも正しいことが判明した。エールリヒは小さな薬物分子が細胞内に入って目指す標的に作用し，その機能を停止するかあるいは殺してしまうことを証明したのである。

エールリヒは梅毒の研究中に，化合物番号606（のちにサルバルサンと呼ばれる）がほかの細胞を一切傷つけることなく病原体のみを攻撃することを発見した。そしてこの発見がエールリヒの研究を大きく飛躍させることになった。エールリヒのこの化合物は，彼の言葉で言えば，「魔弾」であった。これは，弾丸にある呪文をかけることで，標的とする人物を必ず打ち倒すことのできる魔力が宿るいう，古い迷信を下敷きにした言葉である。エールリヒの先駆的研究は，彼がコッホの研究室に所属した時期を中心として，そののちもほかのドイツの研究所で形づくられていった。そしてこれらの研究は，ある薬がほかの細胞を傷つけることなく特定の細胞だけを標的にすることができるという理解に基づく「科学療法」の時代が来ることを告げるものであった。

ロベルト・コッホは大きな成功を収めたが，科学的過ちを犯したことでも知られている。このことは，科学そのものも，トップレベルの科学者も完璧ではないことを示している。コッホは複雑な人柄で，彼が犯した過ちは，単に倫理的に問題があるだけでなく，科学の進歩にブレーキをかけることにもなった。例えばコッホは世界に向け，彼が発見した結核のワクチンと考えられる「ツベルクリン」を発表したが，このワクチンは成功しなかった。コッホと彼の支持者は，患者の症状があまりにも重かったため，どのようなワクチンをもってしても彼らを救うことはできなかったとしてこの否定的結果を擁護した。ほかにも深刻な問題があった。コッホはワクチンをどうつくるべきかを解明できていなかったため，彼のつくったものは有害であり，それを接種した人々は激しいアレルギー反応を起こしたのである。コッホは彼のワクチンはモルモットでは完璧な効果があったと主張したが，彼が治療したはずのモルモットを証拠として見せるよう求められたとき，そのような動物を一匹も提供することができなかった。

最悪の事態は，1906年にコッホがドイツ領東アフリカで「眠り病」の治療を行った際に起きた。ツェツェバエの媒介によって感染するこの病気は治療を受けなければ死に至る恐ろしい病気である。眠り病は植民地経済の成功に不可欠なアフリカ人労働者の健康に影響を及ぼしており，アフリカに住むヨーロッパ人入植者にとっても大きな問題となっていた。

コッホはドイツ領東アフリカへ赴き，眠り病の治療にアトキシルを使用することを勧めた。動物実験におけるアトキシルの初期結果は有望なものだったが，実はこのアトキシルには，高レベルのヒ素が含まれているという重大な問題があった。著名な科学者としての地位を確立していたコッホはこの事実を無視し，ドイツ政府の支持を得てアトキシルによる治療を推進した。アトキシルは熱帯地方では安価で手に入りやすかったこともあり選択薬となったが，眠り病にはほとんど効果がなかった。そればかりか，アトキシルを用いた五人に一人が失明するという大惨事が起こったのである。

しかしコッホは，かたくなにそれらの結果を受け入れることを拒み，アトキシルの効能を信じ続けた。実際に生体で否定的な結果が出たにもかかわらず彼は考えを改めることはなく，その薬が眠り病に効かないのは投与量が少なすぎるからだと考えた。彼はアトキシルの量を2倍にして現地住民に投与するよう推奨した。この案は東ドイツで臨床実験の実施を担当していたドイツ当局に承認され，ビクトリア湖の周辺地域で実際に投与が行われた。この決定は恐るべき被害をもたらし，現地の人々はドイツ人医師に恨みと不信感を抱くことになった。

コッホはきわめて慎重な科学者であり，ドイツにおける崇敬の的であったために，彼が生きている間はその権威に逆らおうとする人物はほとんどいなかった。彼の過ちの多くは彼の死後明るみに出たのである。当時は，リスクの高い新たな治療法の実施を倫理面から審議するための制度的プロトコルは存在しなかった。時が経つうちにコッホの公衆衛生の分野における過ちはほとんど忘れ去られた。彼の名がつけられた最も権威のある感染症研究機関の一つ，ロベルト・コッホ研究所には付属の博物館がある。コッホの遺灰は，この博物館の一階にある金色の天井の広い部屋に安置されている。

コッホの遺灰が収められた霊廟から南西へ約1050 kmの方向に，コッホの名声，成功，世界的影響に匹敵する人物の墓がある。チュニスからテヘラン，上海からサンパウロ，ブカレストからバンギまで，彼の名を冠した研究所が世界各地に存在しており，これらの建物は彼の功績をしのばせる。

ボストンの筆者のオフィスから約1.6 kmのところにもこの人物の名にちなんでつけられた通りがある。この小さな通りにはボストンで最も有名な医学研究所がいくつかあり，大理石づくりのハーバード大学医科大学院の建物に直接つながっている。この通りも，そして世界各地の研究所もすべて，多くの業績を残したフランス人科学者，そして国民的聖人として崇められている，ルイ・パスツールに敬意を表したものである。フランスの人々はつい先頃，シャルル・ド・ゴールの次に偉大な人物としてパスツールを選んでいる。貧しい皮なめし職人の家に生まれた人物にとって悪くない待遇ではある。

パスツールの名は建物につけられているだけでなく，インドのデリーからダマスカスにかけて販売されている牛乳パックにも印刷されている。パスツールが編み出した低温殺菌法（パスチャライゼーション）は牛乳，チーズ，そのほかの食品の腐敗を遅らせるための一般的な処理方法である。これは食品を低めの熱で殺菌するという細菌論の応用例であり，今日世界中のスーパーマーケットで売られている食品には，当たり前のようにこの処理がほどこされている。

しかし，ナポレオン３世からパスツールへの称賛を揺るぎないものにした新発見は，この低温殺菌法ではない。発酵とワインづくりにおけるパスツールの仕事こそ，今日の微生物の役割についての考えを大きく変えたものである。パスツールは多くの意味で理想的な科学者であり，問題を突き止め，その解決策を発見することに卓越した人物であった。

1860年代初頭，パスツールはワインの醸造に欠かせない前提条件である発酵が，微生物の同時進行的「組織化，発達，増殖」によるものであることを実証した。この発見は，フランスが力を注いでいるワイン製造業やワイン自体へ大きな影響を与えただけではなく，経済的影響の観点から見てもきわめて大きな成果だった。パスツールの見立てとそこから導き出されたプロセスは，数え切れないほど多くの食品の貯蔵寿命を大幅に延ばすことになった。間もなくパスツールは国民的英雄となり，10年と経たないうちにフランスで科学技術のために費やされる全資金の10％が彼の研究のために割り当てられるようになった。こうした功績もさることながら，さらに重要だったのは，パスツールが，微生物がどのように組織化し，どのように病気を引き起こすかを解明したことであった（環境要因や患者が身体的に弱っているということを理由にするのではなく）。

パスツールの名声はドイツにおけるコッホと同様に急速に上がっていったが，二人がむき出しの敵意を抱くようになったのはこれが原因ではない。彼らの間の敵意は少なくとも1870年の普仏戦争にまでさかのぼるようである。この敵意のために，パスツールとコッホは二人の間に多くの共通点があるという事実を認めなかった。二人はそれぞれ独自に「細菌が病気を引き起こす」という結論に至っていた。彼らは熟練した技術者で，またどちらも祖国における主導的地位にある科学者であることを自認していた。そして二人は同じように，厳しい訓練と先輩科学者からの薫陶《くんとう》を受けた。コッホの場合それはコーンであり，パスツールの場合は天文学者のジャン＝バティスト・ビオであった。そして二人はエゴと名声で自らの判断と行動を曇らせる傾向があるところまで共通していた。

コッホが炭疽菌に関する論文を発表してから5年後，パスツールは毒素を酸素にさらすことで効果を発揮する炭疽症ワクチンを開発したと発表した。そしてその有効性を実証するために1881年5月5日，劇的なパフォーマンスを行った。彼はムラン地区プイユルフォート村のフランス人農民の協力のもと，50頭の羊を二つのグループに分け，一つのグループにのみワクチンを接種したうえで，両方のグループを炭疽の毒素にさらした。結果は目覚ましいものであった。1カ月経過を観察するうちに，ワクチンを受けた羊は一匹も病気にならなかったのに比べ，もう片方のグループは全滅してしまったのである。パスツールのこうした社会的成功は，科学の第一人者としての地位をさらに確固たるものにしたが，コッホはそれに対して特に感銘を受けた様子を示さなかった。その要因の一つは職業上の嫉妬と「今生きているなかで最も偉大な細菌学者」の称号をめぐる激しい競争であり，またもう一つの要因は二人の出身国であった。パスツールはフランス人であり，コッホは誇り高きドイツ人だったのだ。あるときパスツールは「プロイセンへの憎しみ。復讐。復讐。復讐だ。」とさえ述べているのである。

1880年の半ばまでに，世界的に著名な科学者としてパスツールの評判は確固たるものになったが，彼はさらなる科学の進歩と一層の名声を求めてやまなかった。そのために，計算され尽くした演出による公開臨床試験が実施されることもあった。パスツールは1885年7月，ジョセフ・マイスターという名の少年の母親から子供の命を助けて欲しいと懇願されたことを受け，この少年に狂犬病の実験的ワクチンを接種することに踏み切った。パスツールは50頭の犬を使った実験を成功させ，狂犬病ワクチンを開発していたのである。ワクチンを受けた少年は見事回復した。これによってパスツールはますます称賛され，彼の研究結果は疑いを差し挟むことができないものになった。またこの狂犬病ワクチンにより，パスツールはさらに多額の研究資金を調達できるようになった。パスツールは自身の名声を追い風にワクチン開発研究所の設立を世間に強く求めた。

パスツール研究所はフランスだけでなく世界中に分科機関があり，そこでは今日でも研究活動が続けられている。パスツールとコッホにはもう一つ別の類似点がある。二人の研究者はその紛れもない天才性ゆえに，倫理から外れた行いをすることをいとわなかった。コッホは結果の粉飾と改ざんを繰り返し，TBワクチンの正当性を偽装した。このことは彼が生きている間に明るみに出たが，パスツールの行いは彼の死後数十年を経て，初めて明らかになったのである。パスツールは遺言で実験ノートを世間に公表しないよう言い残しており，この遺言は彼の死後80年にわたって守られた。しかしその後，この実験ノートはパスツールの孫であるパスツール・ヴァレリーラドット博士によってパリの国立図書館に寄贈されることになった。

しかし彼は寄贈に際して，彼自身が死ぬまではノートを一般に公開しないで欲しいという条件をつけた。パスツール・ヴァレリーラドット博士が亡くなって，ついにこの詳細に書き綴られた実験ノートが公開されたとき，パスツールの神がかった偶像は一個の複雑な人間像へと置き換えられることとなった。そこから浮かび上がったのは，無慈悲で悪質で不正直さの見え隠れする人格だった。彼は毒素を酸素にさらすことによって，炭疽ワクチンをつくったと大々的に主張したが，これは嘘であった。パスツールは実はライバルの一人であったジャン＝ジョセフ・トゥサンの手法を用いたのである。それにもかかわらず公にトゥサンを称えることを一切しなかったばかりか，ワクチンを独創的な手法で開発したと主張することによって，その名誉を独占した。そして世間の耳目を集めた，ジョセフ・マイスターをワクチンで狂犬病から救ったという話も嘘であった。パスツールの主張とは異なり，ワクチンは一切の動物実験を経ていなかった。当時でさえ，動物実験を行っていない試験段階のワクチンを人間に接種することは非倫理的な行為だとみなされていたのである。少年が回復したのはワクチンのおかげというよりは偶然だった可能性が高い。

コッホとパスツールは，人類の病原菌に対する終わりなき戦いのなかでしばしば見落とされてきた何かを示しているように思われる。私たちは無数の病原性細菌に立ち向かっている。これらの微小な生物は際限なく分裂を繰り返しながら，私たちや，私たちの体内，私たちの周囲，そして最も文明と隔絶した場所や到達するのが困難な場所にも生息している。ダーウィンの進化論や突然変異の法則にのっとって，優位性が少しずつ増していく有利な性質を継承，あるいは獲得した細菌は，生存競争に勝ち残る傾向がある。進化し続ける病原性細菌の脅威に対抗するため，私たちはしばしば天才に活躍の場を与えその才能を利用してきた。一方天才は，国家的または個人的な羨望に触発され，時に非倫理的な野心に突き動かされて行動してしまうことが少なくないのである。コッホやパスツールがそうだったように，そうした非凡な才能をもつ人物はえてして，人格的な欠陥を抱えているものだ。しかし天才の能力を利用し，その最良の部分を組織化し，最悪の部分は抑え込む制度が20世紀の残りの期間を通してゆっくりと構築され，私たちの生存をかけた戦いに今日まで影響を与え続けている。

第8章　バクテリオファージ ‒ 歴史のひとコマより

寄生生物が人体に寄生することは珍しいことではない。ノミはヒトの血液を栄養源とし，ダニはヒトの死んだ皮膚の細胞を食べて生きている。鉤《こう》虫《ちゅう》はヒトの腸管を好むが，回虫は寄生場所をさほどより好みせず内蔵，血液，リンパ系など広い範囲で繁殖する。さらに微視的スケールでいえば，原虫は感染性があるかないかにかかわらず，血液または組織からの栄養を得て生きている。多くの場合，生物にとって寄生生物の侵入は，命取りになることが証明されてきた。そのため細菌に寄生するバクテリオファージの発見は 人類の細菌との長い戦いに希望を与え続けていると言ってよい。

ウイルスが生きていくには宿主が必要である。ベッドサイドテーブルのうえやドアノブに留まっていたのでは生きていくことはできないのである。こうしたさまざまなウイルスのなかにバクテリオファージ（以下ファージ）がある。このファージは細菌に感染してその機構を奪い取る小さなウイルスで，ある細菌からDNAを受け継ぎ，別の細菌に運ぶこともできる。ファージは細菌を宿主として生きている ― この単純な事実により，臨床的観点から見て，ファージは人間に役立つ存在と考えることができる。

つまりその生息場所と細菌の機能を奪い去る能力を活用することによって，人は細菌を殺すことができるのである。

ファージの発見あるいはファージを用いた治療法の発見は，いつの時代もそうであるように，たった一人の人間の功績によるものではない。しかし，それを「自分一人の功績によるものだ」と強く主張した人物がいる。フランス系カナダ人生物学者，フェリックス・デレーユである。1926年に発表された自著のなかで，彼はメキシコからアルゼンチン，北米まで世界中を旅し，第一次世界大戦をいかに生き延び，その後どのようにパリにいき着いたかを語っている。デレーユによると，彼はパリで赤痢菌による細菌性赤痢にかかった患者の看病をしているうちにファージを発見したという。赤痢から回復した人々を研究するなかで，デレーユは彼が抗赤痢微生物と呼ぶものの存在に気づいた。彼がこの抗赤痢微生物をろ過しこのろ過液に赤痢の原因となっている細菌をさらすと，この溶液はすべての細菌を殺すに至った。彼はろ過したこれらの小さな微生物を，細菌を食べるもの，という意味を表すバクテリオファージという言葉で呼んだ。バクテリオファージを発見したと宣言し，これらのウイルスが細菌による感染症，特に赤痢などの病気の治療に活用できると主張することにより，彼は瞬く間に第一次世界大戦後の科学界にその名をとどろかすスーパースターとなった。

デレーユ自身の言葉で語られた話は豊かで力強く，そして魅力的である。しかし，それは大幅に脚色されてもいる。問題はデレーユの世界を股にかけたその魅力的な話が，1921年に出版されたフランス語の初版本には記されておらず，1926年に出版された版に初めて登場し，詳しく語られている点である。どういうわけか，時が経つにつれ，彼の話はふくらんでいった。デレーユは自分がファージの唯一にして最初の発見者であると主張していたが，この主張に対し無数の批判があったことも，話に新たな要素がつけ加えられていった一因であったろう。科学者たち，特にベルギーの科学者ジュール・ボルデとアンドレ・グラティアは，デレーユは最初の発見者ではないのに，故意に科学界や世間を惑わせていると指摘した。ボルデとグラティアは証拠を示しつつ，本当の発見者はデレーユの2年前に論文を発表したフレデリック・トウォートというイギリス人であると宣言した。

トウォートは，はじめ医師であったが細菌学の研究に転向し，転向後間もなく細菌を染めるための新しい染料を発明した。エールリヒの研究を強力にあと押しした染料の研究はドイツで始まったが，ヨーロッパのほかの地域での染料研究にも大きな影響を与えた。トウォートの手法はハンス・グラムの細菌分類法を改良したもので，彼は細菌が染まるかどうかを確認するためにさまざまな染料と脱色剤を使用した。トウォートが発見したこの新しい手法は，グラム・トウォート染料と呼ばれた。トウォートは科学界において慣習となっていた手法の命名法を律儀に守った人物であったし，先達たる科学者の先駆的成果に敬意を表する意味もあったのだろう。彼は非常に生産的な研究者で，牛の消耗病の原因となる細菌の培養と増殖メカニズムを第一次世界大戦直前に発見した。そして1915年，トウォートはデレーユがのちにファージと名づけたものを目にしたことを論文で発表している。

トウォートは「顕微鏡で，ガラス状の透明な死んだ細菌を見た」と記している。彼は「そのガラス状のものが急速に増える場合がある」とも記し，三つの可能性を示唆した。一つ目は今まで知られていなかった細菌の＜生命活動の側面が顕在化した可能性＞，二つ目はそれが細菌の＜生成する酵素である可能性＞，三つ目はそれが＜超微視的ウイルスである可能性＞である。この三つ目の可能性として挙げたものが最も斬新な発想で，これはウイルスが細菌に感染し，コロニーを形成して機能を奪い，自分にとって好都合な場合にはその宿主を殺すことさえある，ということを示唆していた。トウォートは論文に，彼が最も有力と考える３番目の推測を反映させ，「An Investigation on the Nature of Ultra-Microscopic Viruses（超微視的ウイルスの性質に関する研究）」というタイトルをつけた。

しかし，トウォートがデレーユやパスツールのように世間的な意味で抜け目のない科学者と一線を画すことになったのは，ただ単に彼が謙虚であったためだけではない。トウォートが論文の最後に書き綴った文章は，科学界の支援や研究資金が，実直で地味な研究ではなく人目を引く派手な研究に集中するという実情を示している。「経済的事情から，これらの研究を明確な結論に導くことができなかったことを残念に思う」と彼は書いている。

トウォートの経歴は，ほかの多くの抗生物質研究者と同様，第一次世界大戦に大きく左右された。戦時中，トウォートは陸軍に招集され，ギリシャのテッサロニキに駐屯した。そこではマラリアが重大な問題となっており，傷病者を看護するという差し迫った任務のために彼はファージの研究を続けることができなかった。ファージに関する基礎研究は戦時中の優先事項ではなかったのである。

ファージに対するトウォートの功績を認めるべきだという声が高まっても，デレーユはトウォートの発見を知らなかったと主張し続けた。多くの微生物学者にとってデレーユほどの人物がトウォートの業績を知らなかったとは信じがたく，数人の有力な科学者が，同業の科学者からアイディアを盗むことをいとわないデレーユのことを「紳士的でない」，と遠回しに非難した。しかし，デレーユは主張を変えることなく，自らの発見を追求し向上させるのは自らの権利だと主張して，引き続きファージの研究を押し進めた。彼はファージのとてつもない可能性を理解していた。宿主である細菌を殺してしまうファージのその能力は信じられないほどの可能性を秘めていたのである。

デレーユは彼の名声を利用して臨床試験を行い，世界中を旅した。インドのパンジャブからフランス領インドシナのサイゴンまで，デレーユのファージは赤痢に苦しむ患者やペスト患者の治療にさえ使われた。それからしばらくして，ファージ治療は世界中の病院で行われるようになった。病院からの報告書には，さまざまな病気の患者の治療にファージ治療が優れた効果を発揮したことが記されている。

世間はさまざまな形でデレーユとその業績を褒め称えたが，そのなかでデレーユを最も喜ばせたのは彼自身も驚くような意外なものだった。作家のシンクレア・ルイスが，デレーユやほかの人物による功績を脚色して描いた彼の著書『アロウスミスの生涯（*Arrowsmith*）』（1952年河出書房）のなかで，デレーユの研究を中心素材として扱ったのである。これが一般読者の心を捉え，本は瞬く間に大ヒットし，何年もの間，医学生の必読書となった。同書は1926年ピューリッツァー賞を受賞し，その評判は確固たるものになった。さらにルイスが一身上の理由から受賞を拒否したために『アロウスミスの生涯』はさらに世間の評判を呼んだ。

こうして脚光を浴びたデレーユはイェール大学の教授に任命されることとなった。しかし，残念ながら彼は学部長と衝突することが多かった。学部長はデレーユの出張があまりに頻繁で費用が高額であることや，彼が商業的事業へ傾倒しすぎることに対して批判的だったのである。ストレスをつのらせたデレーユは1933年にイェールでの職を辞し，別の冒険に乗り出すことにした。これは彼の研究グループ，そしてファージ研究に何十年にもわたって影響を与えることになる冒険であった。

アメリカや世界のほとんどの国々が大恐慌に苦しむなか，スターリン主義を掲げるロシアは，資本主義の終焉が近いということだけではなく，共産主義，とりわけソビエト体制は，すべての人々に平和と繁栄をもたらすシステムであると主張する機会をうかがっていた。そのためには進んだ科学を含むあらゆる取り組みにおけるソビエトの優位性，特にソビエト科学の優位性を実証する必要があった。「西洋」遺伝学の概念を疑い，ソビエト体制による遺伝学の独自性を主張するトロフィム・ルイセンコといったソビエトの科学者による取り組みがその一例である。このような政治的背景のなかで，ファージはたちまちソビエトの関心を引きつけることとなった。ファージは，ロシアの人々や赤軍を苦しめてきたしつこい感染症に立ち向かうための解決手段であり，またソビエト当局は，ファージを西洋遺伝学による説明を必要としない治療として受け止めていたのである。

1930年代はじめ，デレーユがイェールでの職を辞すことを決めパリに戻る準備をしていたちょうどその頃，元弟子のギオルギ・エリアバから一通の手紙を受け取った。数十年前，エリアバはパスツール研究所でデレーユとともに研究生活を送ったことがあった。エリアバはスターリンと同じジョージア（旧グルジア）出身で，ハンサムではっきりと物事を主張する科学者であった。彼はソ連に戻って以来，ソ連を牛耳る共産党とのコネクションを築こうと努めてきた。デレーユが世界的な有名人になり，「西ヨーロッパで最も著名な微生物学者の一人」とソビエトの公式新聞であるプラウダなどから称えられるようになると，エリアバが直接デレーユに接触できる人間であることは，彼の社会的地位を高めることにつながった。エリアバは正式な許可を得て，デレーユにソ連で研究を行うことを依頼する招待状を送ったのである。

エリアバは1923年にトビリシ微生物学・疫学・バクテリオファージ研究所を設立するとともに，デレーユにこの新しい研究所の評判を確固たるものにすることに協力して欲しいと申し入れた。デレーユは二つ返事でこの要請を受け入れ，1933年，妻を伴ってトビリシにやってきた。そして1935年まで何度も研究所に足を運んだ。彼は研究所に国際的な名声（これこそ共産主義政府が求めていたものである）とパリからの実験器具をもたらした。ソ連保健省の責任者はデレーユにモスクワのいずれかの研究所を選び，そこの所長になってはどうかと申し出たが，デレーユは断っている。エリアバのためにジョージアに留まるべきだと考えたからである（モスクワよりもジョージアの気候がはるかに快適だったことも誘いを断った理由の一つである）。

それでもデレーユはソ連で目にしたことに感銘を受け，彼を招いてくれた国に感謝した。彼はトビリシに滞在中に本を一冊書き上げ，歯の浮くようなお世辞の混ざった献辞を添えてスターリンに捧げた。同様に，ソ連を「人類史上初めて非合理な神秘主義ではなく，それなしでは論理や本当の進展は望めない，謹直な科学を指針として選択した注目すべき国」と絶賛した。

デレーユがこうした発言をして間もなく，ソ連の治安機関が彼の友人であり弟子であるエリアバを粛清するという事件がおきた。それに先立つ1935年5月，デレーユはジョージアをあとにしたのだが，その際にはいつものようにトビリシにすぐ戻れるものと思っていた。しかし，そのあと間もなくしてスターリンによる粛清が始まり，1937年1月，エリアバと彼の妻，アメリア・ウォル・レウィッカは国家の敵として逮捕されるという事態に至った。悲劇でもあり皮肉でもあったのは，エリアバにフランスのスパイであるという嫌疑がかけられたことである。ねつ造された告発文のなかでパスツール研究所でのエリアバとデレーユの関係が指摘された。数年前まではソ連各紙が科学の進歩としてファージを称賛していたにもかかわらず，不条理にもエリアバはファージで井戸を汚染したという罪を着せられてしまった。エリアバは1937年7月10日に銃殺刑となり，続いて彼の妻も同様の刑に処せられた。

1930年代から1940年代のはじめにかけての短い期間，ソ連は感染症治療におけるファージの可能性を探る研究の最前線にあった。エリアバの研究所自体は上級研究者が粛清されるという危機的な状況を乗り越えて存続したが，ソ連におけるファージ研究は数十年にわたって休眠状態となった。デレーユが生涯を捧げた仕事は間もなく新種の薬，抗生物質によって影に押しやられる格好になった。80年近くものちの2000年代はじめになって，戦争や人間の貪欲さ，そして誤った政策により抗生物質が無力化するのに伴い，ファージが再び脚光を浴びることになるとは，ほとんどの人は知るよしもなかった。

第9章　サルファ剤と戦争

『ニューヨーク・タイムズ（*The New York Times*）』誌でその名を知られた科学系雑誌編集者のヴァルデマー・ケンプフェルトは同時代の科学者たちの動向を把握することに長けた編集者であった。有名な科学者には風変わりな人物が多く，彼らのほとんどはケンプフェルトのお世辞の混ざった賛辞を快く思っていた。例えば，1931年6月12日，ニコラ・テスラの75歳の誕生日にケンプフェルトは手紙を送った。一部をご紹介すると，それは次のような内容であった。

親愛なるテスラ様

私はこの30年，科学と工学に特化した編集とジャーナリズムの世界に携わってまいりました。しかし，これまでを振り返りましても，テスラ様は私が関わってきたどの科学者よりも大きな存在だと感じられます。テスラ様の電気工学と電気共振における画期的な実験の結果を世間に広く知らしめることができたことを光栄に思います。

テスラの奇抜な振る舞いは，彼の功績と相まって世間の注目を集めた。しかし彼とは違い，大方の科学者はつつましやかだったようである。ケンプフェルトは1950年，『*Journal of the History of Medicine and Allied Sciences*』誌の編集者に対し，ほとんど誰もが忘れ去っていた人物について次のように書き送っている。「化学療法に興味をもっている人の多くは，1906年にスルファニルアミドを発見したパウル・ゲルモ博士がその後どうなったのか疑問に思っているかもしれません。彼は自らの発見を派手に誇ることをしなかったために，せっかくの業績は埋もれてしまい，IG社のゲルハルト・ドーマク博士が彼の発見を『再発見』することになったのです」。

1908年，パウル・ゲルモは合成抗生物質，スルファニルアミドを発見した。オーストリア人化学者ゲルモは，その作用を完全に理解していなかったにもかかわらず，1909年，この発見に関する特許を取得することができた。しかし特許の取得後，ゲルモがスルファニルアミドを用いて何事かをなすことはなかった。

その後20年にわたり，抗生物質としてのスルファニルアミドの潜在的効力は誰からも評価されることがなかった。しかし，このスルファニルアミドが1930年代はじめ，それまで治療の難しかった子供や大人の感染症を速やかに回復させ，入院率を減らすことのできる薬として大ヒットすることとなったのである。スルファニルアミドは初めて販売された抗生物質として知られている。しかし，この薬にまつわる称賛や名声はパウル・ゲルモではなく，ドイツ人細菌学者，ゲルハルト・ドーマクに捧げられている。

ドーマクは第一次世界大戦に従軍した経験をもつ人物で，当初医師であったがのちに科学者となった。戦後彼は製薬会社に入社し，ドイツ，ヴッパータールにあるバイエル社の研究所で研究を続けるなかで，ゲルモの独創的な発見を再発見した。当時ドイツ人科学者は，厳格な手順を踏んで新薬の開発にのぞんだものだが，ドーマクもそうした厳格な手順にのっとって数百もの染料分子（それらのほとんどは既存の化学物質の変種であった）を使用し，それらが連鎖球菌種に有効であるかを確認した。これらの連鎖球菌種は，実験用マウスを敗血症によって確実に死に至らしめることがわかっており，感染症の研究における優れたモデルシステムであった。しかし残念ながら，彼が治療効果を期待したどの分子も有効性を示さず，あとには何百匹ものネズミの死骸だけが残された。

1932年，ドーマクと彼の研究グループが連鎖球菌に感染させたマウスにスルファニルアミドを用いた染料を適用してみたところ，これがマウスの連鎖球菌感染に奇跡的な効果を発揮した。その後2年の歳月をかけバイエルの科学者たちは，これが肺炎，脊髄髄膜炎，淋病などほかの感染症にも効果があることを証明していった。バイエルはこの薬をプロントジルと呼んだ。

プロントジルは世界な影響を与えたが，ドーマクにとっては非常に私的なものでもあった。1935年12月，彼の6歳になる娘ヒルデガルトが手に感染性の腫れ物を患い，血液検査の結果，重度の連鎖球菌感染症にかかったことがわかった。感染は広がって体温は40°Cに達し，意識は混濁してヒルデガルトは死線をさまよった。仮にドーマクの娘が感染症に侵されるのがこの発見よりも1～2年早かったり，どこか世界の別の場所で生まれていたとすれば，彼女の命は助からなかっただろう。ドーマクが娘にプロントジルを投与してから1週間後，彼女は完全に回復し，再び庭先で遊ぶまでになった。

この大ヒット薬が独自のものではなく，1909年に既にオーストリアで発見されていたものだとわかったことは，バイエルにとって大打撃であった。薬の独占性は著しく制限され，競合他社は間もなくスルファベースの合成抗生物質の販売を始めた。しかしバイエルは総力を挙げてマーケティングとブランディングに取り組んだため，正式名をプロントジル・アルバムと名づけられたこの薬はやがて商業的な成功を収めるようになった。この薬が生命を脅かす病気の治療に使用されるようになると，その素晴らしさは世界中で注目を集め，競合他社が次々に市場への参入を試みるようになった。

さまざまな製薬会社がそれぞれの薬名とブランドでこの薬を販売した。これにより何千もの命が救われ，そのなかにはアメリカ合衆国大統領を父にもつ若い男性も含まれていた。フランクリン・デラノ・ルーズベルト・ジュニアは1936年12月に連鎖球菌感染症を発症した。10年前なら結果は違っていただろうが，彼はこの薬（商品名プロンチリン）により無事回復し，1936年12月17日の『ニューヨーク・タイムズ（*The New York Times*）』誌の一面には次のような記事が掲載された。

若きルーズベルト氏，新薬によって救われる

医師は連鎖球菌咽頭炎の治療にプロンチリンを投与。

ルーズベルト・ジュニア氏は一時重体に陥ったものの，ボストン病院にて回復中。婚約者はホッとして病床をあとにした。

スルファニルアミドの特許が切れていたため薬価が手頃であり，またこの薬が連鎖球菌咽頭炎に絶大な効果を発揮したことから，需要は爆発的に高まった。各社はその需要の一部を自社のものにするべく，他社製品との差異化をはかろうと製剤形態を模索した。例えば，スルファニルアミド（商品名プロントジル／プロンチリン）は，水溶剤ではなかったため子供には飲み込みにくかった。テネシー州，ブリストルに本社を置くS.E.マセンギル社の筆頭化学者であったハロルド・ワトキンズはこの機会を逃さず，新しい製剤形態を発案した。彼は粉末をジエチレングリコールと呼ばれる化学物質に溶かし，ラズベリーの風味までつけた。同社は薬の外見，香り，風味を確認し，合計約1100 ℓを全国の医師宛に出荷した。

しかし，この薬は連鎖球菌咽頭炎の治療に効果があるどころか，腎不全による苦痛を伴う死を引き起こした。これは国家的な悲劇であった。間もなくアメリカ全国の医師から恐ろしい結果が報告されるようになった。A.S.カルハウン医師は自らが処方した薬のために親友を含む6人の患者を死なせてしまい，次のように書き残している。「私にとって死は，この苦しみから私を解放してくれる歓迎すべき存在だと考える」。

1906年，セオドア・ルーズベルト大統領は純正食品・薬事法を成立させた。この法案の通過は，ハーベイ・ワイリーという名のインディアナ州の化学者の発案によりつくられた「ポイズンスクワッド」と呼ばれるボランティアグループの尽力によるところが大きい。アメリカ農務省の化学部門責任者を務めていたワイリーは，市場に出回っている粗悪な食品や毒性のある食品に強い危惧を抱いており，食品の安全性をテストするために，食品の毒性を試すボランティアグループを結成することを決意した。彼らは時に，自らの健康を犠牲にすることさえあった。

ワイリーはこの取り組みを積極的に推進しただけではない。彼の行動には説得力があり，周囲ともよく連携していた。ワイリーは，有害な食品や医薬品から消費者を保護する法案が必要であるとセオドア・ルーズベルト大統領を説得した。1906年に成立した純正食品・薬事法は彼の政治的手腕の賜物といえる。1927年までに，農務省に属する化学部門の小さな事務局は，食品医薬品検査局（FDA）という独立した機関となった。

スルファニルアミドの被害が明らかになりつつあった時期，大統領執務室にいたのはもう一人のルーズベルトであった。食品医薬品検査局（FDA）は彼の監視の下，ただちに液体形状で出回っていたスルファニルアミドをアメリカ全土からできる限り回収した。政府がこの問題が発生した理由を分析した結果，当時の政策に明確な抜け穴があることが明らかになった。法律では，製薬会社は医薬品の効果だけを報告すればよく，毒性テストを実施することやそれを報告する義務は定められていなかったのである。医薬品について幅広い毒性テストを実施し，それをFDAへ報告することを義務づける法案が可決されたことにより，この抜け穴は閉じられることになった。FDAの役割は変化し，新薬が市場に投入される際にFDAが果たす役割は非常に重要なものだと認識されるようになった。医薬品は効果があるだけではなく安全でなければならなかった。

ルーズベルト・ジュニアを救うのに使われたサルファ剤は，アメリカ軍の第二次世界大戦参戦時までに，感染症や怪我の治療に日常的に，そして過度に使用されるようになっていた。命を危険にさらす勇敢な兵士と同じく，サルファ剤は国家の重要な武器の一部であった。エリオット・カトラー大佐はルーズベルト大統領を含め政治家に対し敵意をもち，鋭い指摘をすることで知られた人物で，第二次世界大戦中，ヨーロッパ戦区で外科主任コンサルタントを務めた。彼は当時，戦場および野戦病院でサルファ剤が大量に使用されるのを目のあたりにしていた。

1943年，カトラーは憂慮すべき事態を目撃することになる。当時アメリカ軍は主にアフリカ大陸での戦闘に従事しており，カトラーの任務はヨーロッパで戦うすべてのアメリカ軍兵士に対する看護を監督することであった。彼は，北アフリカから帰還してきたサルファ剤の投与を受けた傷病兵332人について調査した。するとショッキングな事実が判明した。カトラーは1943年5月，「統計によると，スルファニルアミドは最高の条件のもとで投与された場合でも，傷口から感染症を閉め出すことができない」という結論を下した。

過去10年にわたり，奇跡的な治療手段とみなされていたスルファニルアミドは，製造上の問題でもなく，感染症の性質が変化したわけでもないのに効果を失いつつあった。細菌は今や勝利を収めつつあり，攻撃を避ける方法を見出し，サルファ剤に耐性をもつようになっていた。カトラーは，この10年間素晴らしい効き目を発揮したサルファ剤がもはやその有効性を失っていることを理解したのである。

カトラーはのちにイギリス議会議員に「アメリカ陸軍が使用したスルファニルアミドは命を救ったといえるでしょうか？」と尋ねられ，「残念ながら答えはノーです」と答えている。

このできごとによって，アメリカ軍は奇跡の薬を使ったというだけではなく，その限界をも知ることになった。細菌に耐性が生じているという事実は，今や薬の存在と同じくらい現実的なものであった。しかしカトラーは，のちに軍医や世界中の医師の行動に影響を与えることになる，ある現象に気づいていた。薬に効き目がなくても，患者が薬を信じることによって生まれる効果を知っていたのである。彼は「兵士たちの心理的効果は上記の重要な推論を上回るものがある。兵士たちは質問されると，サルファ剤に救われたと答えている。経験を積んだ臨床医はこの心理的効果を理解するだろうし，現在の医学者が認識しているかどうかはさておき，よい医師は病気からの回復にとても効果がある薬として，進んでサルファ剤を手元に確保しておくだろう」と書いている。

戦場でサルファ剤を過度に使用したことが細菌の薬剤耐性を引き起こした原因であることを，カトラーが認識していた可能性は低い。しかし彼は薬の効果がなくても，それを処方する理由があることを明確に理解していた。これは薬の効能というよりは，科学への信頼と強く結びついた現象であったといえる。

こうした心理的要素を考慮する慣習は今日でも続いている。患者は熱を出したとき，あるいは感染症にかかったと感じると，抗生物質を求め，また抗生物質が処方されることを期待している。世界中の医師たちは薬の効果が限定的であり，急速にその効果が失われつつあると知りながら，抗生物質を処方することがよくある。これらの薬は患者にとって希望の源であり，多くの医師は戦時中のカトラーと同様，薬の効き目がない場合でも，薬への信頼から生まれる心理的効果を信じているのである。

問題は患者からの需要だけではない。多くの医師は，抗生物質を過度に処方することによる広範囲におよぶ影響を完全には認識していない。また，過去に効果のあった薬を処方することに熱心であり，さらに何よりも簡単に手に入る抗生物質を処方したがるのである。この倫理的問題は，世界中の一次医療の現場でも起こっている。患者は抗生物質が自らの回復に必要だと信じており，医師が抗生物質を処方しなければ，ほかの医師のところへ行ってしまう。患者からの評価や評判が重要視される世界では，医師は診療所を拡大し維持していくために，なぜ抗生物質が必要ないかを患者に長々と説明するよりは，例えその効能が疑わしかったとしても，抗生物質を処方することを選択するのである。

カトラーは兵士の世話をしているだけではなかった。彼はアメリカがうしろ盾となっている秘密のプログラムにも関与しており，そのため戦争が激しさを増すなか，モスクワへ赴くことになった。このプログラムの目的は，開発されたばかりのペニシリンという名の貴重な新薬を，スターリンとその軍隊に提供することだった。

第10章　カビのジュース

1945年12月11日，細身の，ひげをきれいに剃ったスコットランド人男性がストックホルムのステージに立っていた。その前日，彼はスウェーデンのグスタフ国王に拝謁したのだが，国王は大柄で，二人が並ぶと体格の違いが際立って見えた。今，アレクサンダー・フレミング卿はペニシリン発見の功績により，ノーベル賞を授与されるところであった。受賞に先立ち，フレミング卿は受賞演説を行ったのだが，声が非常に小さくて出席者は耳をそばだてなければならなかった。演説が終わりに差し掛かる頃，彼はまさに今回の受賞対象となった発見の限界について警告を発した。

ペニシリンはまったく無害なため，仮に過剰に投与しても患者が中毒になる心配はありません。しかし，その逆に投与量が十分でないと危険な場合があります。実験室で微生物にペニシリンへの耐性をもたせるのはさほど難しいことではありません。微生物を殺すのに十分でない濃度のペニシリンに微生物をさらせばよいのです。そしてこれと同じことが体内でも起こることがあります。だれもが薬局でペニシリ

> ンを買うことのできる時代がくるかもしれません。そうすると，十分な知識をもたない人が薬を過小に服用し，それによって微生物が不十分な量の薬にさらされ耐性を獲得してしまう危険があります。例として仮の話をします。X氏が喉に痛みを感じたとします。彼はペニシリンを買ってきて服用しましたが，その量は連鎖球菌を殺すには不十分で，かつ連鎖球菌がペニシリンに耐性をもつのに十分でした。そうこうするうちに，X氏はこの連鎖球菌を奥さんにうつしてしまいました。X夫人は肺炎になりペニシリンの投与を受けましが，この連鎖球菌がペニシリンに耐性をもってしまっているため治療は失敗し，X夫人は亡くなりました。X夫人の死に対する主たる責任をもつのは誰でしょう？　それはX氏です。彼が慎重にペニシリンを服用しなかったために，微生物の性質が変わってしまったからです。

これは，何百万もの人々にとっての英雄である一人の男性が提起した，心に強く響く訴えだった。フレミングによるペニシリンの発見は連合国が戦争に勝利した一因となっただけでなく，世界中の病人を救った。フレミングは，医師が不注意で投与量を誤ると何が起こるかを示したあと，X氏は「慎重にペニシリンを服用しなかったために」夫人を死なせてしまったと述べた。ここから得られる教訓は明確であり，フレミングの言わんとすることははっきりしていた。彼は「ペニシリンを使用する場合は，十分な量を使うようにしてください」と伝えたかったのである。

フレミングのペニシリン発見にまつわる話は，発見の偶然性を強調するエピソードとして語られることが多い。内容は次のようなものである。1928年8月，フレミングは休暇旅行へ出かけるために急いでおり，実験室の窓を締め忘れてしまった。窓のそばには黄色ブドウ球菌を培養したペトリ皿が置かれていた。9月のはじめにフレミングが旅行から帰ってきたとき，彼は窓を締め忘れていたことに気がついたが，ペトリ皿は一つを除いてすべて問題ないようであった。その問題のペトリ皿にはカビが円形状になって生えていたが，よく見るとそのカビに接触した細菌はすべて死滅していたのである。フレミングはそのカビ（彼はのちの研究でこのカビをペニシリウム・ノタタムと呼ばれるものだと説明している）は細菌を殺すことのできる何かしらの効力をもっていると結論づけた。彼の「カビのジュース」は非常に有効な殺菌剤になる可能性があった。

この話は，若い学生たちに彼らの選択した職業には偶然と運が不可欠である，ということを教えるために繰り返し語られてきた。ただし，これはすべてが真実というわけではないようだ。この話は，彼のもう一つの発見であるリゾチーム（鼻粘液から卵白まで，多くの生体物質に見られる抗菌酵素）について彼が語っていたエピソードに非常に似ているのである。しかし，二つの抗生物質の発見に二度までも閉め忘れた窓が大きな役割を果たしたとは信じがたい。当時の科学と医学の歴史に詳しい人々はフレミングの話は部分的に脚色されていると結論づけた。というのも彼は風変わりな話をするのが好きであったし，またどうも時に忘れっぽくだらしないところがあり，自ら主張するほど厳密で慎重な科学者ではなかったというのが実情らしいからである。

円形状のカビを見たとき，フレミングはそのペトリ皿のなかに間違いなく何か有効なものがあることに気づいた。フレミングと彼が信頼を寄せていた同僚のスチュアート・クラドックは，カビのジュースが殺菌にどのような役割を果たしているのかを解明しようと多くの時間を割いたが，実験室で得られた結果は思わしいものではなかった。カビのジュースには多くの不純物が混じっており，細菌を殺すのに必要な有効成分であるペニシリンの濃度は１％に満たなかった。フレミングが化学者でなかったこともあって彼の蒸留技術が今一つだったために，カビのジュースの全体的な効果を高めることができなかったのである。ペニシリンの精製が進展しなかったため，1930年代中期までにフレミングは彼の最初の発見であるリゾチームの研究に戻った。世間も同様だった。当時はサルファ剤が広く使用されており，1929年に発表されたフレミングのペニシリンの発見はその後10年近く，ほとんど忘れられていた。

1930年代の終わり頃，フレミングが書いたペニシリンについての論文がある研究グループの目にとまった。彼らはフレミングがペニシリンを発見したセントメリーズ病院から西に約97kmの地域に拠点を置く研究者グループであった。研究グループはオックスフォード大学サー・ウイリアム・ダン病理学研究所に属しており，研究者のなかには元ローズ奨学生でオーストラリア出身の病理学者であり，ダン研究所に新しくディレクターとして着任したハワード・フローリーがいた。またフローリーとともに，優秀な化学者のエルンスト・ボリス・チェーンもそのグループに属していた。彼はドイツからのユダヤ人難民で，ロンドン・ユダヤ人難民協会と呼ばれる進歩的なグループから支援を受けていた。三人目はノーマン・ヒートリーで，彼は生化学者であったが，実験器具の設計に優れた才能をもつ人物でもあった。

このグループがフレミングの論文に着目することになった経緯はよくわかっていない。研究グループがリゾチームの研究をしていたために，フレミングの研究をすべて見直したという以上の理由はなかったかもしれない。またシェフィールド大学の病理学者でフレミングの元学生であったセシル・ジョージ・ペインがフローリーにペニシリンについて話したという説もある。フローリーは1932～1935年までシェフィールド大学で教授職にあり，ペインが当時既にペニシリンに関心をもち，子供の目の感染症治療に粗ペニシリンを使用していたことを示唆する証拠が残っているのである。

フローリーが1935年にオックスフォードに移った頃までに，ダン病理学研究所ではリゾチームおよび抗菌性を示すほかの天然化合物の研究に独自に取り組むようになっていた。そして研究グループはペニシリンを安定させることが困難なために，実際に使用できるほどの量を抽出することは難しいとの見解をもっていた。しかしチェーンはその分子構造と，ペニシリンを十分抽出できないこととはほとんど関係がないと感じていた。チェーンから見ると問題は別のところにあり，彼の考えが正しければ，この問題を解決するのはそれほど難しくはないはずだった。実は彼は，イギリス人化学者の能力の低さに問題があると確信していたのである。憤ったフローリーはチェーンに彼の主張が正しいことを，ほかの人々，特にイギリス人化学者がまだやったことのない方法で証明するよう迫った。これに対し，チェーンは臆することなくこの挑戦を受けて立ったのである。彼は共同作業者にヒートリーを選んだが，これは的確な選択だったといえるだろう。

ヒートリーは，チェーンやフローリーの能力の及ばないことをやってのけた。ペニシリンの純度を高めるのに必要な実験は大変骨の折れるものであったが，彼は安価で手に入りやすい材料を使って，この実験を行うための装置を考案した。またヒートリーは，フローリーの反対意見を押し切って，カビから液体を抽出するためにエーテルが使用できるのではないかという自らの直感に従って取り組みを進めた。のちに，この件についてはヒートリーが正しかったことが証明された。これによりペニシリンの生成量が改善され，動物実験に使用できる量をつくり出すことに成功した。チェーンによる高慢な物言い，それに対するフローリーの怒り，ヒートリーによる問題を解消するための創意工夫，直感をあくまでも追求するという意志。このような人間模様を背景にペニシリンを精製するプロセスが実現したのである。ヒートリーは精製されたペニシリンをフローリーとチェーンに手渡した。ついにこれが有効かを確かめる時が来た。

1940年5月25日，フローリーは8匹のマウスを二つのグループに分け，片方を対照グループとし，もう片方のグループに抽出されたペニシリンを投与する実験を行った。8匹のマウスはすべて化膿性連鎖球菌に感染していた。対照グループの4匹は間もなく死に，ほかの4匹は生き残った。午前3時45分まで実験室に居残って実験の行方を見ていたヒートリーは，彼の日記に「P（ペニシリン）は，実用性がありそうである」と記している。しかし，これは控え目な表現であった。

オックスフォードでの取り組みは，第二次世界大戦が激しさを増し，傷病兵が増えるなかで続けられた。研究グループはマウスを使った実験結果を示す論文により世界中から注目されるようになり，彼らのもとには，その貴重な薬を欲しいという要請が舞い込み始めた。多くの人々がダン病理学研究所の成功に関心を寄せるなか，1940年9月2日，研究グループはスコットランド訛りの中年紳士の来訪に驚くことになる。この人物こそアレクサンダー・フレミングであった。フレミングはチェーンに「私がかつて発見したペニシリン」に何が起こったのか，と尋ねた。フレミングはダン病理学研究所での研究に関心をもっていただけではなく，自らの発見の功績が正当に評価されているかを心配していたのだと思われる。

オックスフォードの研究グループが，本当にペニシリンに治療効果があることを証明するには，急ぎ人体で結果を出す必要があった。この新薬に対し学術界からは多くの関心が寄せられていたものの，イギリスの製薬会社からの商業的な関心は薄かった。ペニシリンそのもの，そしてその効能や純度にあまりにも未知の部分が多く，製薬会社は開発に参画することに二の足を踏んでいたのである。研究への支援や資金を獲得するには，今までにない規模で効率のよい装置を運用し，ペニシリンを大量に生成する必要があった。独創的な発明家であったヒートリーは，非常に効率性に優れた装置を設計し，成人への投与に適した十分に純度の高いペニシリンを生成することに貢献した。ここに至って，ペニシリンがいかに治療効果の高いものであるかを世界に証明する時が来ていた。

人間の感染症治療におけるペニシリンの効果を検証するための初めての実験が行われた。対象になったのは,オックスフォード在住のアルバート・アレクサンダーという名の警察官であった。アレクサンダーは黄色い膿がにじみ出る感染症にかかっていた。数週間にわたりサルファ剤が積極的に用いられたが，感染は肺にまで広がっていった。1941年2月12日，彼は静脈注射により新しく精製されたペニシリンの投与を受けた。結果は目覚ましかった。アレクサンダーの顔は腫れ，傷口の感染は深刻であったが，注射をしてから一日以内にそれらの症状がおさまり，熱も下がって，彼は快方に向かった。完全な回復とはいかないまでも，彼は起き上がって食事まで取ることができた。注射を受ける1日前までは座ることも食べることもできなかったにもかかわらず，である。

しかし問題があった。アレクサンダーは成人であり，完全に回復するには大量のペニシリンが必要だったこと，そしてヒートリーと研究グループがつくったペニシリンの純度が決して高いものではなかったことである。純度は5％で，オックスフォードの研究グループが所有しているすべてのペニシリンをもってしてもアレクサンダーの回復に必要な量を満たすことはできなかった。ヒートリーらは生産を急いだものの，アレクサンダーは1941年3月15日に死亡してしまった。奇跡の治療薬に期待を寄せていた多くの人々にとってアレクサンダーの死は大きな打撃だった。しかしまだ希望はあった。ペニシリンの量が足りなかっただけで効果は確認できたからである。もはや問題は臨床試験ではなく生産の問題だった。

その当時の製造方法で，ペニシリンの大量生産を行うことができるかどうかは不明であった。当時，オックスフォードの研究グループが生産できるペニシリンは数グラムにすぎなかったが，彼らの試算ではキログラム単位で，しかも今までよりも高い純度で生産する必要があった。精製には多額の現金と，政府または民間からの投資が必要だった。

1941年3月当時，イギリスはナチスの第三帝国による全面攻撃に単独で立ち向かっていた。イギリスが受けた被害は甚大で，研究グループを支援できるイギリスの企業はなく，研究グループはアメリカで支援を求めることを決定した。フローリーを10年間にわたりサポートしてきたロックフェラー財団の支援を受け，ヒートリーとフローリーは1941年7月2日，ラガーディア空港に降り立った。彼らはアメリカで協力者を得て，引き続きペニシリンの生産に取り組もうとしていた。

フローリーは，まずイェール大学の生理学教授である友人のジョン・フルトンに会うためにニューヘブンへ向かった。フルトンが最初にフローリーと知り合ったのは互いにローズ奨学生であった1920年代初頭のことであった。彼らは仲のよい友人になり，戦争当時，フローリーの子供たちはフルトンの世話を受け，アメリカで暮らしていた。

フルトンの骨折りで，フローリーは科学を国家安全保障に活用することを任務とする全米研究評議会の最高幹部を紹介してもらうことができた。これをきっかけとしてフローリーとヒートリーはシカゴ郊外のピオリアで，アメリカ農務省の北部地域研究所の研究者たちと会うことになった。

この研究所では既にペニシリンの増産と精製に取り組んでおり，またペニシリウム属カビの最良の供給源を求めて世界中に要請を送っていた。しかし，最良のサンプルは遠く離れた土地ではなく近郊の農産物直売市場からのものであることがわかった。この北部地域研究所で働く細菌学者のメアリー・ハントは腐ったメロンを購入し，最良菌株を培養することに成功した。研究所のほかの科学者はカビの理想的な培養環境を特定したり，生産量を増やすための装置の考案を担当した。

低予算で実験が行われていたダン病理学研究所と異なり，北部地域研究所で使用できる資金ははるかに潤沢で，ダン病理学研究所では想像できなかったような量のペニシリンを生産することができた。しかしそれでもヨーロッパ戦線で必要とされていた量を満たすことはできなかった。

1941年8月，フローリーはピオリアにヒートリーを残し，元同僚のアルフレッド・ニュートン・リチャーズに会いにフィラデルフィアに向かった。リチャーズは，アメリカ科学研究開発局（OSRD）の傘下にある，医学研究委員会（CMR）の委員長で，この委員会は医療について強い発言力をもっていた。このOSRDはルーズベルト大統領の大統領令でつくられた組織で，「国防に関する科学や医学の問題を研究」するために必要なリソースが与えられることを保証されていた。フローリーから説明を受けたリチャーズは，ペニシリンの生産に政府の援助を得られるよう推薦することを約束した。

フローリーが1941年9月にイギリスに帰国したのちも，リチャーズはペニシリンプロジェクトへの資金を得るためロビー活動を続けていた。彼と，彼の上司であったヴァネヴァー・ブッシュの働きかけで1941年10月，OSRDと民間企業による会議が行われることになり，CMRやOSRDのメンバーのほか，大手製薬会社ファイザー，メルク，レダリーの幹部が出席した。ペニシリンは最重要議題であったものの，資金提供に関する最終決定は行われず，12月に予定されていた次の会議にもち越されることになった。ところが12月になった時点で，アメリカの戦争に対する立場は完全に変わっていたのである。というのも1941年12月7日，大日本帝国海軍がパールハーバーのアメリカ海軍基地に奇襲をかけたことを受け，アメリカは正式にこの戦争に参戦することになったからである。

OSRDが開催した会議はたまたま日本の攻撃のあった日から10日後であった。今や目標はダン病理学研究所を支援することではなく，連合国の軍隊を感染症による死から保護することに変わった。そのための最良の方法は，純度の高いペニシリンを至急大量生産することだった。アメリカ政府の支援，大手製薬会社からの関心，農務省のリソースが重なり，ペニシリン生産の中心はイギリスからアメリカへと移っていった。特許が多数発行されたが，これらの特許は生産そのものではなく，発酵手法と精製プロセスに焦点を当てたものだったため，チェーン，ヒートリー，フローリーはこの流れから締め出されることになってしまった。さらに問題だったのは，微生物学者で北部地域研究所の所員であったアンドリュー・モイヤーが，ペニシリン生産のための発酵手法の開発で特許を取得したことである。ヒートリーはピオリアでモイヤーとともにそのプロセスの開発に密接に関わっていたのだが，特許のどこを探しても彼の名前は見当たらなかった。

アメリカ政府の援助，アメリカ農務省の専門知識，製薬会社からの投資で，ペニシリンの生産はかつての想像を超えたペースで行われた。研究所を支援するために数百万ドルもの資金が大学に提供され，また製薬会社は研究と生産に数千万ドルを費やした。新たに16種のペニシリン属カビがアメリカ政府に承認され，大型減税により製薬会社は損失のリスクをほとんど抱えずに大型投資を行えるようになった。

アメリカで得られる投資額と専門知識のレベル，そして製薬業界が爆撃などといった敵国からの直接的攻撃にさらされていなかったという事情を背景に，アメリカでのペニシリン生産は進展を続け，イギリスでの取り組みは急速に存在感を失っていった。1944年までにアメリカはイギリスの40倍ものペニシリンを生産していた。ペニシリンは戦争の行方だけではなく，その後のアメリカ製薬業界にも影響を与えることとなった。

この薬は何百万人もの人々から救世主とみなされた。臨床試験でも戦場での使用でもその優れた有効性は実証されていた。しかし，最初から乱用と過度の使用に関する懸念はあったのである。この革命のきっかけとなったカビのジュースの発見者，フレミングはノーベル賞授賞式で彼の懸念をはっきり表明している。しかし，この奇跡の薬に対する疑問が提起されるようになり始めたころ，冷戦の最前線に立っていたソビエトは，ペニシリンを発見したのはソビエトの科学者であると主張したのであった。

第11章　涙から生まれた薬

小説では物事が事実よりも都合よく描かれることが少なくない。ソビエト時代からロシアの人々に愛され続けてきた勇気ある微生物学者，タチアナ・ヴラゼンコバを描いた小説がその好例だ。彼女は1940年に発表されたヴェニアミン・アレクサンドロヴィチ・カヴェーリンの小説『*The Open Book*（オープンブック）』（未邦訳）の主人公である。この三部作の小説は，人気テレビ番組の原作となり，また長編映画が製作されたこともあって，不朽の名作として知られている。彼女はソビエト市民の鏡，困難を克服して奇跡を成し遂げる有能な科学者として小説に登場する。また勤勉で，良き妻そして母であり，当然のことながら祖国ソビエトが直面している最大の難問に立ち向かう人物として描かれてもいる。そして小説のなかではソビエトペニシリンの真の発見者とされているのである。彼女が国民的ヒロインになった理由は，タチアナに実在のモデルがいることと関係があるように思われる。モデルとなったのは小説の著者であるカヴェーリンに非常に近い人物で，義理の姉にあたるジナイダ・エルモリエバその人である。

筆者がジナイダ・エルモリエバの名を初めて目にしたのは，WHOの第

2代事務局長であるマルコリーノ・ゴメス・カンダウが書いた手紙のなかである。この手紙は世界保健機関の公文書として保管されているものだ。カンダウは1959年6月26日，ソ連保健省大臣宛に，WHOの抗生物質諮問委員会の委員としてZ. エルモリエバ博士を迎え入れることを検討していると書き送った。彼女は委員会入りを検討されていた唯一の女性であった。大臣からの好意的な返信を受け，カンダウ博士は1959年8月24日に直接エルモリエバに手紙を書いた。彼女は喜んで委員を引き受けることを伝え，1959年10月5日にジュネーブに降り立った。以来1974年に死を迎えるまで，エルモリエバはWHOの抗生物質諮問委員会で長期間にわたって委員を務めた。

事実は小説より奇なり，という言葉もある。エルモリエバはソビエト時代の最も有名な科学者の一人として記憶されているものの，抗生物質発見史のなかで彼女の名が語られることはほとんどない。彼女の人生がこれからの科学者を何世代にもわたって鼓舞するものになるだろうことを考えると，これは残念なことである。エルモリエバは1898年，フロロヴォ市に生まれた。彼女はラテン語，フランス語，ドイツ語を得意科目とする優秀な学生で，特にラテン語に堪能だったことが医学部入学試験に有利に働いたようである。

第一次世界大戦が彼女の人生を変えることとなった。ヨーロッパで第一次世界大戦が始まると，ワルシャワ大学がすべての学部と教授陣もろともエルモリエバの住むロストフ・ナ・ドヌに移転してきたのである。世界レベルの大学が突然身近にやってきたことも幸運であったし，ロシア議会が当時医学教育の門戸を女性に開くことを決定したのも幸運であった。ジナイダ・エルモリエバと生涯の友となるニーナ・クリエルバは女性第1期生となった。

エルモリエバが教育を受けたのは激動の時代であり，彼女の経歴は，外国との対外戦争，そしてロシアで起こった内紛によって彩られている。彼女は第一次世界大戦，ロシア革命，それに続く共産主義陣営と君主主義陣営との内戦，内戦直後の飢饉，コレラの大流行など数々の恐怖を目の当たりにした。エルモリエバが細菌学研究に足を踏み入れたのはこのような混沌とした時代だった。

1922年，彼女は若干23歳で最初の論文を発表し，研究者として世に存在を示すことになる。また彼女はコレラ菌とコレラ様病原菌の違いに言及した最初のロシア人科学者であった。エルモリエバは，二つの病原菌を区別すべきことを示すためにコレラ様病原菌の入った液体を飲んで見せるといった，小説の主人公にふさわしいドラマチックなデモンストレーションを行った。エルモリエバの命に別状はなく，彼女の見立てが正しかったことが実証されると，評判はさらに高まった。

ジナイダ・エルモリエバの名は次第に世に知られるようになり，27歳の頃には研究室でも現場でも仕事ができる有能な研究者として一目置かれる存在となった。1920年代の科学界の潮流を反映し，彼女は当初兵士の感染症治療に世界中で使用されていた細菌を殺すウイルス，バクテリオファージ（フェリックス・デレーユを有名にした）の研究に力を注いでいた。また，彼女は仕事を通して1939年にイランやアフガニスタンで発生したコレラの大流行で苦しむ人々を助けた。

しかし，エルモリエバがその名を世に知られることになった最大のきっかけは，1942年，ヒトラーの命令のもとドイツ軍がスターリングラード包囲作戦を実施した際の彼女の活躍である。彼女は一夜にしてモスクワからスターリングラードへ移送された。そこでの状況は急速に悪化しており，水道は汚染され，コレラが大流行する可能性があった。そうなれば，スターリングラードを陥落させるというナチスの目標が達成される恐れがあった。

エルモリエバの研究グループはソビエト保健省の指示に従いスターリングラードの地下に秘密の研究所を立ち上げた。彼女はそこで研究を行い，予防措置を講じ，診療所を設け，水道の塩素消毒を積極的に推し進めた。戦争が激しさを増すなか，毎日約5万人の人々が下痢性疾患のために彼女のファージ療法を受けた。

1942年末，エルモリエバは強いグルジア訛りをもつ男性から一本の電話を受け取った。彼女はすぐにその人物が誰であるかを理解した。それは中央委員会書記長ヨシフ・スターリンその人であった。スターリンは彼女に次のような短い質問を発した。「コレラが大流行する危険があるそうだが，スターリングラードにこのまま100万人の人々を留め置いても大丈夫だろうか？」彼女は自信をもって答えた。「私はコレラに対する私自身の戦いに勝利を収めました。あとは赤軍の勇戦にかかっています」。エルモリエバはこの仕事でスターリン賞を受賞したのだが，のちに，愛国的精神からこのメダルを戦争のために供出したことが知られている。

スターリングラードは陥落をまぬがれたものの，依然として戦争の勝敗は定かではなかった。ソビエト指導部は兵士を治療し市民を守るうえで，ペニシリンの力が必要であることを認めつつあった。ソビエトはフレミングの発見やフローリー，チェーン，ヒートリーによるペニシリン開発の進展を知ってはいたものの，独自の取り組みを行おうとしていた。ソビエトは連合国の一員であったが，アメリカやイギリスはソビエトに対し疑心を抱いており，ソビエト側も同様に相手を信用していなかったのである。戦争に勝ち，世界にソビエト体制の優位性を示すには，ペニシリンの生産を確実なものにする必要があった。

エルモリエバはソビエト・ペニシリンを完成させるという任務を与えられ，その期待にほぼ応えた。彼女はイギリスやアメリカが使用したのとは別のペニシリウム・クラストサムを発見し，これは1943年のはじめに至急臨床試験にもち込まれている（1944年にフローリーがロシアを訪問し，エルモリエバに会っている）。ソビエトはフローリーに，彼らのつくった薬がこれまでで最も強力なものだと告げた。このできごとはソビエト体制の成功の証としてもてはやされ，1948年3月17日，プラウダはペニシリンをソビエトの発見であると宣言している。しかしソビエトが主張する薬の有効性を裏づけるデータが示されることはほとんどなく，またフローリーはソビエトのプロパガンダや誇大な宣伝に惑わされることもなく，その生産方法や結果に感銘を受けることもなかった。

研究グループが思わしい結果を出すことができないでいるうちに，国家は次第に忍耐力を失っていった。ペニシリン開発に関わったソビエトの多くの科学者がその後どのような運命をたどったかは定かでない。しかし，ペニシリン開発の推進責任者であったヴィル・ザイフマンがスターリン体制下で逮捕され尋問を受け，シベリアに追放されたことがわかっている。

エルモリエバの名声は高まり続けたが，彼女の私生活はソ連の多くの人々が経験したのと同様の困難と悲劇に満ちたものであった。彼女の最初の夫であるレブ・ジルバーは有名な腫瘍学者であったが，スターリンによる大粛清の嵐が吹き荒れるなか，スパイ容疑で何度も逮捕され強制収容所へと送られた。これに対しエルモリエバが1930年，1937年，1940年に個人的に介入し彼の命を救ったことがわかっている。彼女の二度目の夫，アレクセイ・アレクサンドロヴィチ・ザハロフも科学者であったが，彼も大粛清時代に批判を受けて刑務所に送られ，そこで亡くなるという運命をたどった。

ソビエトの政治的でっち上げが国家から非常に優秀な多くの科学者を奪ったのと同様に，ソビエトは成功していないことまで成功したと偽って発表した。しかし結局ソビエトのペニシリンの純度は非常に疑わしく，薬効も不確かであることが明らかになり，ソビエトがペニシリンの発見者であるという主張が認められることはなかった。またソビエトは帝国主義による陰謀が彼らの科学の発展を妨害していると非難したが，それによって得られたものは何もなかった。最終的にソビエトは，市民の命を救うためヨーロッパからペニシリンを製造するためのライセンスを買わなければならなかった。

第12章　新たな疫病の世界的流行

細菌は国同士の政治的争いも科学者のエゴもまったく意に介さない。生存をかけたたゆみない営みのなかで，細菌が人間の時間的都合を顧みることもないだろう。フレミングがノーベル賞授賞式で演説をしたとき，彼はこれほど早く自らの予言が現実のものになるとは予想できなかったに違いない。フレミングの演説から1年も経たないうちに，マリー・バーバーという名の医師で優秀な微生物学者でもある人物が，新たな疫病の世界的流行を予見し最初の警鐘を鳴らした。それは，ロンドンのハマースミス病院から始まった。

バーバーは第二次世界大戦中，交差感染の問題，つまり患者間でどのように感染症が伝播するかを解明する研究に取り組んでいた。彼女が勤めていたハマースミス病院では，連鎖球菌性敗血症の発生に悩まされていた。バーバーはイギリス全土で行われていたように感染症の治療にペニシリンを使用したが，ほかの医師もそうであったようにその処方は限度を超えたものであった。

1946年，バーバーは戦時中には見られなかった現象が発生しているのに気づいた。彼女がさまざまな感染症にかかった患者から採取したサンプルを調査したところ，ペニシリンはそれらに対し，既に有効性を失っていたのである。調査を続けるうちに，彼女が考えていたよりも問題が深刻であることがわかってきた。耐性が存在するというだけではなく，拡大していたのである。彼女のデータは驚くべきものであり，また戸惑いを感じさせるものであった。化膿ブドウ球菌による100の症例のうち実に38件がペニシリンに耐性を示していたのだ。

研究の規範についての厳しさで有名なバーバーは，データを何度も分析し直した。そのようにして得られた結論は大胆でその時代を先取りするものであった。1947年に発表された論文のなかで彼女は「ペニシリンに耐性をもつ化膿ブドウ球菌株が増加している主な原因は，ペニシリンの広範な使用であるのは明白である」と書いている。フレミングの警告はマリー・バーバーによって声高に繰り返されることとなった。世界は，適切な措置を取ることを迫られていた。

イギリスの公衆衛生研究所（PHL）は，国内で高まりつつあった人為的脅威，生物兵器への懸念に対応するために1946年に設立された機関である。戦争や紛争による伝染病から国民を守るための専門機関の必要性については，1930年代半ば頃から議論されていた。イギリス政府はそれまで公衆衛生について大学の研究努力に依存していたが，この新しい機関を自らの管轄下に起きたいと考えていた。そして最終的に保健省がこのPHLを医学研究審議会（Medical Research Council：MRC）の下に置くことを決定し，ついに同機関が発足したのである。

この研究所の戦後の主な任務は，イギリス全土およびイギリス連邦に属する国々に疫学関連のサービスを無償提供することであった。研究所はロンドン北西部のコリンデールに本部を置き，オックスフォード，ケンブリッジ，カーディフ，ニューキャッスルに地方ネットワークを築き，また最終的に25の小規模な地域研究所が含まれるよう拡大される計画であった。

コリンデールの研究所は設立されると間もなく感染症研究の中心となり，伝染病を特定し，研究し，対応する世界的取り組みを動かす責任を追うことになった。PHLがイギリスからはるか離れたところで発生した伝染病を扱うこともしばしばだった。設立から約10年がたった1950年代の半ばには，1000人近いスタッフがコリンデールに勤務し，世界中の研究者がここに連絡を取り，助言を求めるという体制ができあがっていた。多くの科学者が研究室での結果をコリンデールに送り，ある特定の菌株とコリンデールに保管されているサンプルとを比較するように依頼するのである。これから話すできごとは，このPHLに勤務していたフィリス・ラウンツリーという名の研究者が，ある一連のできごとに対応した一件についてである。これはのちに，そして現在においても，病院で取られている感染症発生時の対応手順を確立することになるできごとであった。

ラウンツリーは，子供の頃から周囲のどの男の子より賢かった。彼女の家系は高い教育を受けた医師，看護師，薬剤師を輩出していたが，そのなかでも彼女の優秀さは抜きん出ていた。ラウンツリーは，16歳で大学に入学している。これは1927年当時のオーストラリアでは特筆すべきことであった。しかしながら彼女は最初の勤め先で，上司から（優秀な技術をもったスタッフが不足していたにもかかわらず）「あなたがここに勤務してくれているのは素晴らしいことだが，ここでは女性を終身雇用していないのです」と言われたという。

初めてラウンツリーの能力に見合った本当の仕事を与えてくれたのは，現在メルボルンの有名な機関にその名を冠されているフランク・マクファーレン・バーネット卿であった。かくしてラウンツリーはオーストラリアで研鑽を積み，その後ロンドンで科学者として戦争遂行に貢献することができたのであるが，こうしたすべての経験が彼女の技能を高めることになった。1950年，彼女はメルボルン大学から博士号を授与され，バクテリオファージの専門家とみなされるようになり，シドニーのプリンスアルフレッド病院に勤務することとなった。

1952年，シドニーのロイヤルノースショア病院で医師たちは新生児の間に見慣れない感染症が発生しているのに気づいた。さらにそのブドウ球菌による感染症は母乳を通し新生児から母親へも伝染していた。感染症そのものも問題ではあったが，最も懸念すべきなのは，その感染症に積極的に使用されてきたペニシリンが効かなくなっているという点であった。

クレア・イスビスター―は，この病棟に勤めていた医師の一人であり，当時病院の主任小児科医であった。ちなみに彼女は，のちにオーストラリアで最も有名な小児科医になった人物である。これは彼女のラジオ番組「Woman Doctor of the Air（女医さんのラジオトーク）」が非常に人気を博したせいでもある。イスビスターとその同僚のビアトリクス・デュリーは1952年，この危機的状況への対応を迫られ，急ぎラウンツリーに支援を求めた。先に述べたように，病棟で発生したブドウ状球菌による感染症が次第にペニシリンによる通常の治療では抑えられなくなっていたのである。彼らはなぜペニシリンがその感染症に効かないのかを知る必要があった。ラウンツリーはさっそく事態の解明に取りかかり，間もなく新しい形態のブドウ球菌感染症が発生していることに気づいた。これは抗生物質に耐性をもつ感染症の世界的流行の先駆けとなるものであった。

ラウンツリーは感染症を引き起こしている細菌を特定するためにファージを使用した。彼女はこの分野の専門家として，細菌株を分類するために国際的によく知られ使用されていた標準的ファージを一揃いもっていた。まず最初に，彼女はこれらのファージを用いてブドウ球菌の種類を特定できないか試してみたが，それは失敗に終わった。事実このブドウ球菌株は非常に特異なものであったのである。次に彼女が自分の使用していたファージを改変したところ，そのファージは期待したように作用した。ただし一つ問題があった。このブドウ球菌を特定できるファージをもっているのは世界でラウンツリーただ一人だったのだ。

ラウンツリーは，コリンデールの研究所で標準ファージの管理責任者であったロバート・ウィリアムズに手紙を送るとともに，彼に自分のファージと細菌を送った。ウィリアムズはそれらの確認を行い，彼女が改変したファージと標準ファージのリストとを比較した。ウィリアムズはラウンツリーのファージおよび菌株が特殊なものだと判断したものの，遠くオーストラリアの小児科病棟で発生した感染症が世界的な重大性をもつものだとは認識できなかった。彼はラウンツリーのファージに「80」という無個性な番号を与えている（この80という数字は，おそらくコリンデールの研究所で培養していたファージに加えられる80番目の株であったことから選ばれたと思われる）。

ウィリアムズはこのできごとを重要視していなかったが，やはり同じ頃カナダでよく似た感染症が流行した。カナダでもラウンツリーが取ったのと同様の手続きが取られ，現地の科学者らは独自のファージをつくって細菌の検査を行ったうえで，コリンデールに送付した。このできごともウィリアムズに深い印象を与えることはなく，ファージには81という番号が与えられたに過ぎなかった。その後の研究で，80と81はそれぞれ異なるファージではあるが，同じ感染症を指し示していたことが判明していったのである。

1956年までに，この耐性を備えたブドウ球菌株はカナダやオーストラリアだけでなく，ニュージーランド，イギリス，アメリカでも見られるようになった。これは最前線の抗生物質に耐性をもつ細菌による感染症が，初めて世界的に流行した例であり，新聞や，『レディースホームジャーナル（*Ladies Home Journal*）』といった雑誌で大きく取り上げられた。

このパンデミックにより世界中の病院，特に感染症病棟の運営方法が変わった。ウィリアムズは当初この問題に関心が薄く反応も鈍かったが，イスビスターの反応は正反対であった。ペニシリンへの耐性が伝染病の流行を引き起こしていることが明確になると，彼女は耐性感染症の急速な広がりをいかに抑えるかに力を注いだ。彼女は自らの病棟，そしてのちにはオーストラリア全土においても，感染した新生児から母親を隔離するという考えを提唱し，出産後に病院で母親が過ごす時間を最小限に抑えるための規則をつくった。このように，耐性菌が発生したことは病院における感染症管理と衛生手順に即座に影響を及ぼすことになった。そして管理手順を変えることで感染の拡大を防ぐことができるようになったのであるが，しかしこれだけでは既に感染してしまった患者を救うことはできなかった。新世代の抗生物質の登場が待たれた。

世界にブドウ球菌耐性のニュースが広まるとパニックが起きた。しかし多くの人にとって救いだったのは，1959年にイギリスでメチシリンという名の抗生物質が利用できるようになっていたことである。この薬はこれ以上望めないほどよいタイミングで登場した。ペニシリンに似た半合成薬であるメチシリンは，ペニシリンではもはやできなくなってしまった治療に有効であると目され，実際にペニシリンに耐性をもった細菌に感染した患者の治療に大きな効果を発揮した。

公衆衛生研究所（PHL）のパトリシア・ジェヴォン博士は，イギリス全土から送られてくるブドウ球菌感染症株を培養し研究する仕事に従事していた。これらの株は数千に達していたが，1960年10月，彼女は特異な株に出くわすことになる。検査のためにイギリスの南東部にある病院から送られてきた三つのサンプルがほかのものと異なっていたのである。これらの三つのサンプルは，ペニシリンだけでなく，ほかの第1世代のテトラサイクリンやストレプトマイシンといった抗生物質，さらにはメチシリンにも耐性をもっていた。

最初の患者はその病院の腎臓病棟にいた。彼は腎臓を切除するために入院していたのである。二番目の患者は彼を介護していた看護師。三番目の患者は最初にその感染症が発生してから２週間後に来院した人物で，入院すらしておらず，外来病棟で治療を受けたのみであった。慎重に検査を重ねた結果，ジェヴォンはある結論に達した。彼女の報告は，薬剤耐性の問題に関心をもつ人々に不吉な印象を与える警告で始まっていた。「皮膚に感染症を発症した患者は，病院で危険な感染源となることがよく知られている。そしてそのような患者でメチシリン耐性菌に感染した患者が見つかった場合には，さらなる警戒が必要である」。

パトリシア・ジェヴォンの警告は当初大きくは扱われず見過ごされていた。イギリスの多くの科学者はこの新たな耐性菌の発見に懐疑的であった。彼らは，ペニシリン耐性株の脅威に気を取られており，メチシリン耐性にはほとんど懸念を示さなかったのである。東ヨーロッパやインドからもメチシリン耐性に関する報告が来ていたが，これらもほとんど無視されていた。しかし，状況は次第に変わっていくことになる。

パトリシア・ジェヴォンが勤務する研究所から約32km南に，イギリスで初めて建てられた小児病院で，クイーンメアリー小児病院という大きな病院がある。この小児病院は第二次世界大戦中ロンドンにある病院のなかで最も爆撃による被害を受けた病院として知られている。ドイツ軍が標的にしたクロイドン空港の近くにあったことや，建物の構造が軍の兵舎に似ていたことが災いしたのだろう。この病院は爆撃が絶え間なく続いた時期には閉鎖されていたが，戦後再開し，間もなく感染症患者の治療と隔離で高い評価を得るようになった。

1959年当時，イギリスでは二つの病院においてのみメチシリンが使用されており，クイーンメアリー小児病院は，そのうちの一つであった。パトリシア・ジェヴォンによる警告がなされてから数カ月後の1961年には，医師たちは，一人の新生児がメチシリン耐性ブドウ球菌感染症の最初の症例となる感染症にかかっていることに気がついた。数カ月が経過するうちに，それはほかの病棟にも広がり，新しい隔離手順が導入されたものの，治療はおろか耐性菌の封じ込めも難しい状態が続いた。1962年にクイーンメアリー小児病院の医師たちはこの耐性に関連する最初の死亡例を報告している。そして間もなくこの感染症はヨーロッパのほかの地域にも広まっていった。

この頃，アメリカの医師たちは大西洋を越えて報告が寄せられていることを認識していた。けれどもどういうわけか，アメリカにはメチシリン耐性菌はやってこず，最初にイギリスで耐性菌が報告されてから7年近く，アメリカではメチシリン耐性菌の存在は報告されなかった。

しかしそうした幸運も長くは続かなかった。まず最初に，ボストンのマックス・フィンランドという名の優れた医師の研究グループが何千ものブドウ球菌感染症を調査し，あらゆる治療法に対する耐性の有無を確認した。そのなかでペニシリンへの耐性を示すものは存在したが，メチシリンにはなんの問題もないようであった。1967年のはじめ，この慎重な医師は研究グループとともに1年にわたる別の研究を開始し，1968年に研究が完全に終わったのち，論文を発表した。この論文の最初には不吉な文言が記されていた。18人の患者から分離した22の菌株にメチシリンへの耐性が見られたのである。メチシリン耐性黄色ブドウ球菌（MRSA）はボストンに到来しており，それは間もなくアメリカ全土の病院で見られるようになった。

第13章　青いマスタングに乗った男

マックス・フィンランドについて，元同僚であったロン・アーキィは「すごく小柄だったから，彼がピカピカの青いマスタングを運転していると目から上しか見えなかったよ」と，笑いながら回想したものだ。フィンランドはアーキィの指導教官であり生涯の友であり，そして1950年代から60年代にかけて，抗生物質耐性の問題に取り組んだ代表的人物である。しかし，彼の功績はそれに留まらなかった。彼は後進の育成に力を尽くし，亡くなった1987年までに，アメリカの感染症部門の責任者のポストの60%以上が，直接彼のもとで指導を受けた人々によって占められるまでになっていた。

確かにフィンランドは小柄な人物ではあったが，抗生物質に対する科学的方向性と国家の方針を形づくることに貢献するなど，この研究分野に大きな影響力をもっていた。彼は800を超す学術論文と『*The New England Journal of Medicine*』誌に掲載された数え切れないほどの論説（彼が自分の名前を論説に記したことは一度もなかった）を通し，この研究分野を揺るぎないものとし，また指導を通して多くの感染症専門家を育てた。1962

年に感染症学会が設立されると，ごく当然のなりゆきとして彼は初代会長に就任した。

フィンランドは1902年にウクライナの首都キエフに近い小さな村に生まれた。彼の曽祖父はクラクフ市の筆頭ラビ（ユダヤ教僧侶）であり，彼が生まれる頃には一家はロシアンペールと呼ばれるユダヤ教徒居住区に住んでいた。このユダヤ教徒居住区は，1791年にロシア皇帝エカチェリーナ2世によって国内のユダヤ人を封じ込めることを目的として設立されたもので，ロシア正教に改宗しない限りそこから出ることはできなかった。ユダヤ教徒居住区に住む人々の多くが貧困にあえいでいたが，それに追い打ちをかけるように反ユダヤ主義やユダヤ人陰謀論への恐れから迫害が繰り返された。19世紀末にロシア皇帝を含む著名なロシア人が暗殺される事件が発生し，ロシア帝国裁判所がユダヤ人がこれらの暗殺に関与したと判断すると，ユダヤ人排斥の動きはますます激化していった。フィンランドが生まれた村も，1903年から1906年の間に起こった暴力的な迫害による打撃を最も強く受けた村の一つであった。

フィンランドの父は，特段社会的な権力を握っていた人物というわけではなかったが，できる限りのことをして家族の安全を確保しようとした。一家がアメリカに行き着いた頃，フィンランドは4歳になっていた。新しい家はボストン・ウェストエンド地区のゲットーにあり，フィンランドはこの街を生涯故郷と呼んだ。彼はハーバード大学を1922年に卒業し，さらに同大学医学部に進学して1926年に卒業している。この間彼が奨学金を与えられていたこと自体が多くのことを物語っている。当時ユダヤ人で奨学金を付与されるほど能力を認められた学生は少なかったのである。フィンランドのハーバード大学との関係は生涯続き，若き日にハーバード大学が彼に与えてくれた恩恵に対し，フィンランドはそれ以上のものをもって報いた。彼は大学に複数の研究教授職を設けることができるよう，寄付を募るとともに彼自身のわずかな貯えをも提供したのである。

フィンランドが最初に感染症に関わる仕事をしたのは，1920年代のことであった。その頃彼はボストン市立病院に研修医として勤務するとともに，ソーンダイクメモリアル研究所に所属して研究に従事していた。彼はこのソーンダイクメモリアル研究所にその後50年近くにわたって在籍することになる。ソーンダイクはアメリカで最初の臨床研究所として1923年に設立され，その後間もなく研究と研修の中心となった。フィンランドが当時「死者の長」と呼ばれ，病院における死因の半数近くを占めていた肺炎の研究に取り組んだ場所もソーンダイクであったし，またフィンランドが体格も性格も正反対のウィリアム・キャッスルと出会ったのもこのソーンダイクであった。フィンランドの講義は地味であったが，キャッスルの講義は情熱的であった。フィンランドは小柄で，キャッスルは大柄であった。

ソーンダイクはその時代の最も優秀な医師の職場として完璧な場所といえた。フィンランドは常に感染症に関心を寄せ，1930年代には肺炎とスルホンアミドに注目した。スルファニルアミドとは，1930年代に爆発的に売れた抗生物質で，第二次世界大戦の頃までに効力が失われてしまったが，それまでの間にフランクリン・ルーズベルト大統領の子息を含め，何百万人もの命を救った薬である。

フィンランドは人体におけるペニシリンの効果を見極める研究を主導した。第二次世界大戦が激しさを増し，一般市民が使用できるペニシリンが不足すると，医師であったチェスター・キーファーがペニシリンを効果的に分配するため「ペニシリン・ツァーリ」に任命された。キーファーは，ペニシリンがどのように機能するか，いつ機能し，いつ機能しなくなったか，そして優先してペニシリンを使用すべき領域はどこか，などについてフィンランドに多くの助言を求め，それをもとに分配を行った。研究者である前に，自らを臨床医と位置づけていたフィンランドは，同僚の臨床医たちの抗生物質の使い方に強い懸念をもっていた。彼は1950年代当時，抗生物質を使って感染症の治療を行う場合は慎重に行うべきだと熱心に提唱している。フィンランドとはまったく異なる見解をもっていたWHOのアメリカ代表セルマン・ワクスマン博士は，抗生物質は天然資源から無限に入手できると主張していたが，フィンランドは，命を救うこれらの貴重な薬をあまり頻繁に使用しすぎないよう慎重を期す必要があると主張したのである。

1951年，フィンランドは次のように書いている。

> 医学界は，ほかの業界と同じように，非常に貴重な資源を急激な速度で使い果たしているのではないだろうか？　資源が先細りになるのに対して先手を打つことを，科学者や実業家の創意工夫に頼りすぎてはいないだろうか？　時間だけがこの疑問に答えてくれるだろう。それまでの間，これらの貴重な抗菌剤をいかに幅広く使用するかではなく，いかに効果的に使うか，という観点から深く考えることが賢明といえるのではないだろうか？

フィンランドは予防的な抗生物質の使用を避けるよう，医学界，特に外科医を結束させるべく最善を尽くした。しかし，彼の視野には医師だけでなく製薬会社も収められていた。フィンランドは，彼の監督するボストン市立病院での臨床試験のデザインが優れ効果的であると純粋に考えて助言を求めてくる製薬会社に対しては，相談にのることも少なくなかった。その一方で製薬会社が強引なマーケティングを行ったり，医師と不透明な関係をもったりすることに対しては臆せず批判した。

しかし，1950年代半ば，抗生物質に関する不透明な行為を行っていたのは製薬会社だけではなかった。抗生物質と深い関わりのある機関で汚職にまみれた機関があった。FDAである。

アイゼンハワー政権で保健教育厚生省長官を務めたアーサー・フレミングは「ワシントンの論理」を熟知する老練な人物であり，1939年から行政官として実績を積み，幅広い超党的な支持を得て政界でも尊敬される存在であった。そのフレミングが1960年，上院の公聴会で非難の矢面に立たされていた。

彼の正面に座っているのはテネシー州選出の民主党上院議員，キャリー・エステス・キーフォーバーであった。彼は，アーサー・フレミングの行政官としての華々しい経歴や評判には，あまり関心を払っていなかった。キーフォーバーは，FDAの抗生物質部門のスキャンダルにただただ憤激していたのである。フレミングやその関係者はなぜこれほど大きな失敗を犯してしまったのであろうか？

スキャンダルの中心となったのはヘンリー・ウェルチという人物で，彼はフレミングが行政官としてキャリアをスタートさせたのと同じ1939年からFDAに在籍していた。1943年，アメリカは戦争遂行のため大量にペニシリンを生産する必要に迫られていた。軍は高品質のペニシリンを必要としており，軍の要請でFDAはペニシリンの品質を保証する任務を負うことになった。FDAにペニシリンの管理と免疫学を管轄する部門が新たに設けられ，ウェルチは昇進してその新設された部門の長官となった。ストレプトマイシン（結核に使用）やテトラサイクリン（コレラから皮膚感染症に至るさまざまな病気に使用）などの新薬が市場に登場し始めると，その部門の管轄領域は拡大し，すべての抗生物質の品質を保証する責務を負うことになった。1951年，その部門は正式に抗生物質部門と名づけられ，ウェルチは引き続き責任者の地位に留まった。

この分野が拡大するにつれ，抗生物質に関連性のある研究や重要な研究が医学界や科学会に確実に届くようにする必要性も高まった。1950年, ウェルチは，雑誌の発行責任者であるヘンリー・クラウンバーグから，最新の抗生物質研究専門の新しい学術雑誌の編集主幹にならないかと打診を受けた。編集委員には，その分野で著名なセルマン・ワクスマン，アレクサンダー・フレミング，ハワード・フローリーといった人々が名を連ねた。雑誌の編集はウェルチの公務の範囲を越えるものだったので，彼はその申し出を承諾する前に上司の許可を求めた。また彼は抗生物質に関する本を，ワシントン医学研究所（Washington Institute of Medicine）から出さないかとオファーを受けていた。これに対しFDAの上層部はどちらについても問題なしと判断し，ウェルチに許可を与えた。また，ウェルチがこれらの仕事からわずかな謝礼金を受け取ることも了承した。

1952年，ウェルチが編集主幹となっていた抗生物質の学術誌と彼の本の出版元の親会社が破産し，本の権利をウェルチと，雑誌編集で彼のパートナーになった，スペインから移住してきたばかりのフェリックス・マルティ-イバニェス博士に売却した。二人はMD PublicationsとMedical Encyclopedia Inc.という二つの親会社を新設し，新たなブランディングと積極的なマーケティングを行って, ここからウェルチの本を再出版した。『*Journal of Antibiotics*（抗生物質についての学術誌）』はもともとワシントン医学研究所から出版されていたが，これもマルティ＝イバニェスの管理下に入り，ウェルチは会社のオーナーではなかったものの，彼への謝礼金はこの学術誌の売れゆきに左右されるようになった。

ウェルチとマルティ＝イバニェスは，製薬会社と密接に連携して事業を進めるという新たなビジネスモデルをつくり上げた。学術誌の発行前に掲載論文を製薬会社と共有すること，これらの論文が製薬会社の利益につながる場合には，会社が論文の別刷りを大量に買い上げることが取り決められた。またこれらの製薬会社は雑誌に広告を掲載することで支援を強化することを約束した。さらに業界に批判的な論文もやはり製薬会社と事前に共有され，その多くは掲載を不可とされたり，論調が控えめなものになるよう変更されたりした。そのうち，このビジネスモデルのもとで新たな学術誌が事業に追加されていった。

ウェルチの評判に加え，彼が業界の最高規制機関であるFDAで上位の地位にあったことで，学術誌は質が高く客観性のあるものだとみなされた。1958年には，Medical Encyclopedia Inc. の年間出版数は10冊以上になっていた。製薬会社と彼らの会社との関係は深まり，ウェルチは製薬会社から直接本のアイディアを求めるようになった。例を挙げると，ファイザーはウェルチに，ファイザーが開発したテラマイシンのメリットを実証する原稿や研究論文の購入に関心があると伝えた。すると翌年には早速，MD Publicationsからこれをテーマとする本が出版された。

MD Publicationsと学術誌の売上は，1953～1959年にかけて信じられないほど好調であった。この期間，広告収入だけで30万ドル以上，論文の別刷りの売り上げは約70万ドルで，ウェルチ自身の収入は30万ドル近くにのぼった。 彼はFDAでの勤務も続けていたが，FDAでの年俸はこの学術誌を通じて得た収入よりもはるかに低かった。

1950年代半ばまでに，医師たちはこの学術誌が製薬会社に偏向していることに懸念を示すようになり，ウェルチの編集方針には客観性が欠けているとの声が聞かれるようになった。論文の著者の何人かは，彼らの書いた論文の内容が製薬会社に有利に変更されていることに対し抗議した。科学の質とFDAの公正性がゆらいでおり，多くの科学者がこの先重大な危機が訪れるのではないかと危ぶんでいた。

ファイザーは1950年代半ばからマーケティングの一環として，自社が開発した新しい製剤を売り出すために「第三世代の抗生剤療法」という用語を使うようになった。1956年，ウェルチは抗生物質シンポジウムの開催責任者としてこの「第三世代の抗生剤療法」という言葉を用いている。この言葉は，ウェルチがシンポジウムで行った開催宣言に使われていただけでなく，一流の出版物である『*Antibiotics Annual*（抗生物質年報）』にも盛り込まれた。調べてみるとファイザーの社員が年報に確実に掲載されるよう，この言葉をウェルチのスピーチに挿入したことが判明した。

人々はFDAや年報の公正さ，そして治療法の効果や倫理規範に疑問を抱くようになった。ペニシリンやほかの薬剤に対する耐性が発生しているという証拠が積み上がってくると，ウェルチは合剤あるいは一つの錠剤に複数の薬を混ぜ合わせるというアイディアを推進するようになったが，これは製薬会社，特にファイザーが「第三世代」と呼んでいたものと一致していた。

ボストンでは，マックス・フィンランドが激怒していた。彼は合剤が有効であるという科学的根拠および臨床的根拠は皆無であると強く反発し，ウェルチの話した内容は科学的証拠がまったくなく，ただの推薦といった程度のものに過ぎない，とまで述べた。

こうしてウェルチへの懸念は高まりつつあったが，その懸念はおおむね感染症に携わる医師たちの間に留まっていた。しかし1959年2月，この話はジャーナリストでサタデー・レビュー誌の編集者でもあったジョン・リアによる報道で，世間に知れ渡ることになる。リアは，ウェルチにインタビューを行った。このなかでウェルチは，不正行為や利益の相反について断固として否定し，FDAが認めた謝礼を受け取っているに過ぎないとしつつ，その金額やMD Encyclopediaにおける自らの権益については触れなかった。

リアの記事，そしてそれが提起したウェルチとFDAについての疑惑は，抗生物質の有効性を保証する任務をもつ科学者や機関に対する国民の信頼を揺るがすものであり，大きな怒りを引き起こした。アーサー・フレミングの事務所には一般の人々や国会議員からの抗議の手紙が大量に舞い込み始めた。フレミングは正式な調査を開始したが，ウェルチの健康状態が悪化したこと，そしてFDAがこの件について本腰を入れて追求することを拒んだこともあり，調査は途切れがちであった。高まる批判のなか，アーサー・フレミングはウェルチの行動に照らし合わせ，FDA職員に向けた新たなガイドラインを策定することとなった。

このスキャンダルをきっかけとして，FDAは倫理規範と利益相反に関する新たな方針を設けることになった。細菌はダーウィンの法則による支配を受けているが，科学者や製薬会社は「欲望」を含むさまざまな力の支配を受けているといえるかもしれない。FDAは少なくない犠牲を払って，薬だけではなく人間の行動をも断固として規制しなければならないことを学んだのであった。

第14章　蜜月

土壌学者たちは何十年にもわたり，飲み水に土っぽくカビ臭い味と匂いを与える，ある細菌について研究してきた。この細菌目は，ギリシャ語で「放線的形状の菌」を意味するアクチノミセス類（放線菌）として知られ，形状が菌類に非常に似通っていることからその名がつけられた。放線菌は土にもカビ臭い匂いを与えることがあり，土壌中の栄養を奪うことでほかの細菌に打撃を与えることがわかっている。また有機物を分解し堆肥をつくる作用をもち，ほかの細菌と比べ，より強力に昆虫の死骸や植物由来のポリマーを分解する。1930年代から1940年代にかけての土壌学者にとって，これは放線菌が競争相手を打ち負かす能力をもっていることを意味していた。微生物学者は長いことこの細菌を利用して病源菌を殺すことができるのではないかと考えてきたのである。

放線菌の効力を発見したことで有名なセルマン・ワクスマンは，マサチューセッツ州のウッズホールにあるクロウェル墓地に埋葬されている。彼の墓石にはイザヤ書45章第8節から抜粋された「地は開けて救いを生じる」という言葉が刻まれている。これは聖書の世界観を表す言葉であると同時に，ここに眠るワクスマンが科学者としてどのように仕事に向き合ったかを表す言葉でもある。ワクスマンは生涯を通じて，土壌が抗生物質の最も豊かな供給源になると説いた。そしてそれは正しかった。土壌は今でも特別な抗生作用をもつ新たな分子を生み出している。ワクスマンはひたむきに信念を追求し，多くの命を救う発見を成し遂げ，ノーベル賞を受賞するなど並外れた称賛を受けた。しかし，ワクスマンはこの発見において彼と同等の功績を認められてしかるべき科学者の功績を否定し続けた。

ワクスマンはマックス・フィンランドと同様に，ウクライナのユダヤ人家庭に生まれた。彼は「どこまでも続く大草原のなかにぽつんと存在する荒涼とした町」に生まれ育ったことを回想している。またワクスマンは,やはりフィンランドと同様，19世紀後半から20世紀はじめにかけて高まりを見せた反ユダヤ主義のためにロシアのユダヤ教徒居住区を追われ,1911年,彼が22歳のときにアメリカへとやってきた。ワクスマンはラトガース大学に学び，その後，職業人生のほとんどを同大学で過ごした。彼は研究を始めた当初から放線菌のもつ治療能力に関心をもっていた。

1930年代から40年代のはじめにかけて，ワクスマンとラトガース大学の彼の研究グループは，放線菌の有効性に関する重要な発見をした。有能な科学者であると同時に，優れた交渉能力をもっていたワクスマンは，新たな化学療法剤の可能性を探るために大手製薬会社のメルクを説きつけ，多額の資金を彼の研究室に提供させることに成功した。実際に土を選り分ける作業はきつい重労働で行き詰まることが多かったため，研究室を運営していくためには十分な資金が不可欠だったのである。

1940年代，研究室にアルバート・シャッツという名の大学院生が新たに加わったことで研究室の運命は変わることになる。シャッツは，自分を限界まで追い込む仕事中毒とでもいえるような人物で，第二次世界大戦が激化するなかワクスマンの下で働き続けた。そして1942年に空軍の衛生分遣隊に招集されたあとも研究所での作業を止めなかっただけでなく，賃金が時給1ドルにまでカットされても意欲をもって作業に打ち込んだ。

ワクスマンは土壌サンプル中に結核菌を標的とする抗菌剤がないかを探す仕事をシャッツに割り当てていた。これは半世紀前にロベルト・コッホが果たせなかったのと同じ取り組みで，結核にかかる可能性を伴う危険な作業だった。危険であることを重々認識していたワクスマンは研究室の安全を考慮し，シャッツに対し，地下室へ移り，結核の発生や彼自身の結核菌への暴露を極力抑えながら実験をするよう指示した。シャッツはこの地下の実験室で仕事に打ち込み，食事も睡眠もこの実験室で取るほどであった。

こうした彼の全力を挙げた取り組みは報われることになる。1943年10月19日の午後，シャッツは結核菌を殺す可能性をもった分子を見つけたのである。シャッツが発見したのは薬ではなく細菌であり，彼はこれを細菌のアクチノミセス・グリセウスとの関係からストレプトミセス・グリセウスと名づけた。シャッツもワクスマンも新たな抗生物質を発見したと断定するにはためらいがあったが，彼らは自分たちがその最前線にいることを確信していた。さらに多くの作業が必要であったが，シャッツはますます一心不乱に作業に取り組んだ。そしてついにシャッツは二人が細菌のエッセンスだと信じていたもの，つまりワクスマンがストレプトマイシンと名づけたものの蒸留に成功したのである。

ストレプトマイシンはまずシャッツによって，研究室で純粋培養された結核菌で試されたあと，動物実験に移行した。1943年11月に，ワクスマンのもとにストレプトマイシンの発見に興味をもったメイヨークリニックの科学者グループが訪れた。これを契機として，1944年2月までにワクスマンの研究室とメイヨーの活発な協力関係ができあったのだが，作業がニュージャージー州のラトガースからミネソタ州のロチェスターに移ったために，シャッツは脇に追いやられる形になった。ウィリアム・フェルドマンとコーウィン・ヒンショーらメイヨーの科学者グループが，モルモットに結核菌を注射したのち薬を投与したところ，実験に使われた4匹のモルモットはすべて命を取り留めた。ストレプトマイシンが次の「魔弾」になることが証明されたのである。これが大きな反響を呼び起こすことをセルマン・ワクスマンは知っていた。

メルクは当初薬の開発に乗り気ではなかったが，ワクスマンの説得で開発に乗り出すことを決断した。結果はすべてワクスマンが予想していた通りとなり，その後5年間にわたる試験でストレプトマイシンの効果が確認されると，ワクスマンはアメリカの英雄に，そして世界的英雄になった。彼は結核の薬を庭の土から発見したのである。彼は貧しい境遇から身を起こし，移民としてアメリカにやってきて，土のなかから宝ともいえる偉大な科学的発見，それも人命を救う発見をしたのだ。こうした彼の生い立ちや立身にまつわる話は大いに受け，人々はこの天才科学者を大衆的な視点から自分自身になぞらえて理解することができた。

一方シャッツはかやの外に追いやられ世間から忘れ去られていた。大学院を卒業していたシャッツは，ワクスマンが世界的評価を受けるなかで，この発見においてシャッツが果たした役割についてワクスマンが一言も触れないでいることに腹を立てていた。彼はワクスマンに不満を伝えたが，それに対する返答はシャッツをひどく傷つけるものであった。1949年1月28日付の手紙のなかで，ワクスマンは「君は，この発見に何の関わりもないことを自分自身でよく知っているはずだ」と書いている。また1カ月後の1949年2月の手紙では，ワクスマンはさらに厳しい口調で「であるから，ストレプトマイシン発見における君の功績はわずかなものにすぎない，ということを認識すべきだ。君はこの研究室の抗生物質研究という大きな歯車の一部品にすぎなかったのだ。この仕事を手伝った学生やアシスタントは大勢いる。いうなれば，彼らは私の手足であったのだ」と叱りつけているのである。シャッツは命の危険にさらされながらワクスマンの研究室の地下で一心不乱に仕事に打ち込んだ。それにもかかわらず，シャッツの功績は完全に無視されないまでも，ほとんど認められなかった。

シャッツの苛立ちは，これらの手紙の内容やワクスマンの名声の高まりにあおられて憤りに近いものに変わり，ついに彼は連邦裁判所にてワクスマンに対する訴訟を起こした。ワクスマンはその時点でストレプトマイシン製造ライセンスから特許権使用料を受け取っていた唯一の人物であった（そのうち，20％はワクスマンに，80％はラトガース財団へ渡っていた）。訴訟は，ワクスマンの取り分を10％，シャッツマンの取り分を3%とし，残りの7％をこの発見当時研究室で働いていたほかの人々で分けることで決着をみた。この裁判で，シャッツがストレプトマイシンの発見において果たした役割が認められ，彼は補償を得ることはできた。しかしだからといって彼の功績が世間に認められることはなかった。ワクスマンがそうさせなかったのである。

1952年，ワクスマンは単独でノーベル賞を受賞した。彼は科学界における最も栄誉ある賞を誇らしげに受け入れ，しかもあえてスピーチのなかでシャッツについて一言も触れないという仕打ちをしてのけた。ワクスマンが科学的称賛の頂点に立つ一方で，シャッツは国民的英雄に公然とたてついた有害な人物とみなされ，優秀な技能と実績をもっていたにもかかわらず一流の研究機関で職を得ることができなかった。科学界は彼を冷たくあしらったが，シャッツが功績を認めてもらうための運動をやめることはなかった。かくしてこの戦いはワクスマンが亡くなったあとも長く続いていくことになった。

フィリピン諸島は何世紀にもわたり植民地支配を受けてきた。スペインによる支配が1566年に始まり，その後アメリカによる支配が1898～

1942年まで続いた。1942～1945年にかけては日本の占領下にあったが，1945年，再びアメリカ軍が支配権を奪還した。日米間の戦争で甚大な被害を受けたフィリピンは，医療，教育，金融インフラへの投資を緊急に必要としていた。

戦時中，ペニシリンは奇跡の薬として脚光を浴びた。この成功をきっかけとして，製薬会社は新たな抗生物質の発見と商業化に強い関心をもち，そのための投資を進めるようになった。戦後の10年は，抗生物質の発見と商業化の蜜月であり，スカウトや研究者が世界中で新たな分子を探し歩いた。

アベラルド・アギラールは，1948年にフィリピン中央部にあるイロイロ州で働き始めた。彼は現地の医師であったが，イーライリリーというアメリカ・インディアナ州に本拠を置く製薬会社の医療情報担当者としての顔ももっており，そこでの彼の任務は抗生物質になる可能性のある土壌サンプルを分離して会社の研究所に送ることであった。イーライリリーは有望な抗生物質を探し出すため国際拠点を拡大したばかりであり，競合他社と同様，文字通り世界中の土を掘り返してまわっていたのである。

1949年，アギラールはイロイロ市のモロ地区にある墓地の土壌から，シャッツとワクスマンが研究を重ねていた放線菌に類似した細菌を発見し，そこから薬物を抽出した。この発見に興奮したアギラールは，この抽出物を急ぎマニラの連絡先へ送ることにした。彼の抽出物は世界中からイーライリリーに送られてきたサンプルの一つに過ぎなかったが，アギラールのサンプルはほかのものとは異なり，特別な力があった。というのも，この抽出物はペニシリンに耐性を示す細菌を効果的に死滅させることができたからである。

イーライリリーは結果を確認すると，ただちに特許を申請するとともに，アギラールに発見を感謝する手紙を送った。その発見場所を称えるため，その新薬にはイロソンという名がつけられたが，その後すぐにエリスロマイシンとして知られるようになった。今や世界はペニシリンのほかにもう一つの選択肢を手に入れたのである。かくしてこの薬はイーライリリーの大ヒット商品となった。しかしエリスロマイシンが世界中で使用される主要な抗生物質となるにつれ，アギラールは彼の果たした役割が十分認められていないと感じるようになった。彼は1950年代の半ば頃から特許使用料を求める戦いを開始し，この戦いは彼の死まで40年近くにわたって続けられた。しかし，残念ながら彼が報われることはなかった。

イーライリリーは，アギラールにはさらなる補償を受ける資格はないと判断したのであるが，同じような立場に置かれた人物はほかにもいる。生涯を聖職者として過ごし，オハイオ州トレドで88歳で亡くなったウィリアム・M・ボウ牧師である。彼はイーライリリーが売り出して大ヒットした別の抗生物質の発見に中心的な役割を果たした。

彼の死からさかのぼること56年，32歳のウィリアム・ボウは彼の妻と子供を伴って太平洋を渡り，ボルネオ島にやってきた。ボウ牧師はそこでジャングルの奥深くにダヤク族と呼ばれる人々が住んでいることを耳にし，彼らを土俗宗教であるカハリンガンからキリスト教に改宗させることが自らの使命だと心に決めた。

この時期，イーライリリーでは，全世界，特に南東アジアで新しい抗生物質を見つけるための努力を始めていた。フィリピンでの成功があったために，イーライリリーはまだ未発見の宝があると確信し，サンプルを採集して送ってくれる個人を求めていたのである。

ボウは，イーライリリーが彼の教会へ派遣した使いの者から話しを聞き，命を救うための薬を探し出そうとするイーライリリーの取り組みと，自分の布教活動には通じ合うものがあると感じた。そこで彼はダヤク族の人々を改宗させるだけではなく，製薬会社を助けるためにもジャングルの奥地へいくことを決心したのである。このときまでに，ボウにはガイドを務めてもよいと言ってくれるダヤク族の友人ができており，彼らの助けを借りて，ボウは有機物を多く含んだ，日光がほとんど射さない土壌を求めてジャングルの奥地に分け入った。ボウはいくつかのサンプルを集めてインディアナポリスへ送ったが，その後このことは忘れ，布教生活に戻っていった。

イーライリリーの本社にボルネオから届いたサンプルを分析する任務を与えられたのは，ハーバード大学の化学部を卒業したばかりのエドモンド・コルンフェルドであった。分析で非常に有望な結果が出たその土壌には，ペニシリンに耐性をもつものも含め，すべてのブドウ球菌を死滅させることができる細菌（ストレプトミセス・オリエンタリス）が含まれていた。土壌サンプルからエッセンスを抽出するプロセスには時間がかかり，しかも危険な化学薬品を細心の注意を払って適用する必要があったために作業は困難を極めた。しかしコルンフェルドは粘り強く取り組み，活性分子を抽出することに成功したのである。それを溶解させると分子は茶色っぽい液体を生成した。研究グループはこれを「ミシシッピの泥」と呼んだが，この泥という命名は，発見の真価には及びもつかないものであった。この薬はvanquish（征服する）という言葉にちなんでバンコマイシンと命名され，FDAは1958年にこの薬の使用を許可している。この薬はその効果が目覚ましかったにもかかわらず，イーライリリーが期待したほどには市場の関心を得ることができなかった。メチシリンというもう一つの奇跡の薬*のために，影に追いやられたのである。

メチシリンは市場に投入されてすぐ，当時最も有名なハリウッド女優の一人であったエリザベス・テイラーの命を救ったことでその真価が証明され，スター的扱いを受けた抗生物質であった。彼女が出演した「クレオパ

---

*1968年にマックス・フィンランドが論文のなかでその耐性について言及している。

トラ」は1963年の作品のなかで興行収入がトップの映画であったが，劇場公開になかなかこぎつけることができなかったことで知られている。それは，この映画の予算が当初設定されていた200万~4400万ドル以上に膨らんでしまったからではない。深刻なブドウ球菌性肺炎のために主演女優の命が危ぶまれる事態に陥ったからである。テイラーの看護人は，ある時彼女の余命はあと一時間だと告げられている。彼女の病状は手の施しようのないものになっており,気管切開が施されたほどであった。エリザベス・テイラーの命を救い，映画製作を続行させたもの。それはメチシリンだった。この一事でメチシリンは世間から大きな注目を集めた。

メチシリンは初めて登場した半合成抗生物質の一つである。この半合成という言葉は，自然由来の抗生物質(この場合はペニシリン)に手を加え，自然には存在しない要素，つまり合成された部分と，天然成分とを併せもつ物質をつくるということを意味する。1959年にイギリスのビーチャム製薬会社で製造されたメチシリンは，第一号の半合成抗生物質というわけではなかったが，間違いなく最も成功した半合成薬であったろう。

メチシリンは当時製薬会社が抱いていた科学の可能性に対する楽観主義と結びついた大胆な実験の成果であった。製薬会社からの多額の投資を受け，科学者たちは新しいアイディアを生み出し，自然由来の成分を用いて製薬会社のために薬を作成した。メチシリンはビーチャムの関係者たちから「王冠の宝石」と呼ばれたほどで，病院を悩ませていたペニシリン耐性ブドウ球菌感染症の解決に力を発揮した。ビーチャムでの最初の臨床試験の結果が目覚ましいものであったことから，薬は直ちに市場に投入された。今日では，発見から市場に投入するまでのプロセスには，およそ10年の歳月がかかる。しかしメチシリンの場合，市場投入までにかかった時間はたったの18カ月であった。

1961年3月12日の『ニューヨークタイムズ(*The New York Times*)』

誌には，次のような記事が載っている。

先週エリザベス・テイラーの命をかけた肺炎との戦いが各紙の見出しを飾ったが，その影に生化学者や微生物学者といったごく少数の人々にしか知られていないドラマチックな物語が存在している。これは，一人の若き女優だけではなく，ペニシリンや近年の「奇跡の薬」に耐性をもった新しい細菌によって命を脅かされている，何百万人という男性，女性，そして子供たちにも関わる話である。

1970年代の半ばから，新世代薬の供給源が枯渇し始めた。奇跡の薬が頻繁に発見された時代は終わったのである。1980年代になると，製薬会社がチャンスをつかもうとするなら，抗生物質ではなくほかの薬の開発に力を注ぐべきである，といわれた。しかし，一つ例外があったのである。

バイエルが発見したなかで，最も収益性の高い薬の一つとして知られるクロロキンは，イタリア系ドイツ人科学者，ジョン・アンダーサッグにより発見された。アンダーサッグがクロロキンを発見したのは，1930年代に彼がバイエルに務めていた頃のことである。動物実験で人体には毒性が強すぎるということがわかったため，この薬は廃棄処分された。

科学者たちがもう一度この薬を徹底的に検査し，マラリアの治療に独特の効き目をもつことがわかるまでに10年の歳月がかかった。この間，数え切れないほどのマラリア患者が命を落としている。クロロキンは1940年代に連合国軍に使用され，マラリアの治療薬として効果が確認されたことで，研究者は再びこの薬に関心を寄せるようになった。

1962年，クロロキンからより治療効果の高い合成薬を開発しようとしていた科学者たちは，キノロンという分子で構成されるナリジクス酸と呼ばれる副産物を発見した。この新たな化合物には抗菌性があり，1967年に尿路感染症の治療のために市場に投入された。

1979年，日本の杏林製薬株式会社の研究部門がキノロンをベースとした派生薬を開発し，特許を申請した。新たに合成された分子の骨格部にはフッ素原子が添加されており，ノルフロキサシンと名づけられた。メチシリン耐性菌を標的とするこの薬は非常に強力で，1981年にはメルクにライセンスが供与されている。ほかの製薬会社は独自のキノロン派生薬を開発しようと派生分子を合成したが，ノルフロキサシンほど強力な薬をつくり出すことはできなかった。このフッ素の添加をきっかけとし，新たな抗生物質グループが市場に登場した。キニーネ，キノロン，フッ素にちなんで，これらの薬はフルオロキノロン系薬剤と呼ばれた。フルオロキノロンの効能はナリジクス酸よりも実質的に優れていた。大きな収益につながる機会を求め，大手製薬会社はフルオロキノロンをさらに発展させることができないか，大金を投じて見極めようとした。バイエルも，競合他社と同様に分子にあらゆる組み合わせや添加を試していた。

1983年，ついにバイエルの研究者は今までに開発されたものよりも優れた分子を発見し，データを発表した。この新たな分子Bay 09867は既存のフルオロキノロン系薬剤と比べて10倍近く強力であった。さらに重要だったのは，この薬がシュードモナスと呼ばれるグラム陰性桿菌による感染症に有効だったことである。シュードモナスは水，土壌，あるいは湿った場所に生息する細菌で，尿路感染症などの感染症を引き起こすことがある。

Bay 09867をベースにした薬はシプロフロキサシンと呼ばれ，広くシプロとして知られるようになった。ノルフロキサシンが登場してからわずか1年後に市場に投入されたシプロは，間もなくほかの薬を圧倒し，2001年までに，世界中で25億ドル以上の売上をバイエルにもたらした。

しかし，アレクサンダー・フレミング卿がはっきり告げていた教訓は活かされなかった。シプロが開発された頃，世界は新薬の登場を待ちわびており，この新薬は幅広く支持され熱烈に迎え入れられた。耐性の時代は終わったのではないかという人々さえいた。しかし当然のことながら，それは誤りであった。10年も経たないうちに，世界のほとんどすべての国で人体および動物にシプロ耐性が見られるようになったのである。早くも1990年にはシプロフロキサシン，および同系統の分子に対する耐性が医学文献で広く報告されるようになった。

1940年代から1950年代にかけて始まった製薬会社の躍進により，さまざまな耐性感染症に有効な抗生物質が次々に安定して供給されていたが，そうした時代は終わりを告げた。新薬を開発するのは困難なことであるのに，最も強力な薬でさえすぐにその効果を失ってしまうのである。科学界はほかの解決策を見つけ出す必要があったが，その前に別の問題が浮き彫りになってきた。耐性が前の世代の細菌から受け継がれるだけではなく，まったく別の細菌からも獲得され得ることがわかったのである。細菌は超細菌となり，多くの薬剤に対して同時に耐性をもつという事態が発生した。これを抑制するメカニズムが解明されるには，ジョシュア・レーダーバーグという名の研究者の登場を待たねばならなかった。

第15章　接合する細菌

ジョシュア・レーダーバーグは代々ラビ（ユダヤ教僧侶）を務めてきた家系に生まれ，彼自身もラビになることを期待されていた。しかし彼はそれとは別の関心を抱いていた。彼は10歳のとき，父に聖書ではなく科学の道に進みたいと思っていることを伝えた。それを聞いた彼の父は，「真実を追求するすべての道は神様に通じているのだよ」と言って彼を安心させた。

レーダーバーグは一生を通じ，細菌学を大きく変革するいくつもの発見をした。最初の大きな発見でノーベル賞の受賞につながった発見は，研究生活を始めて間もない頃のものである。レーダーバーグが大学院生として指導教官のエドワード・タータムの下で研究をしていたとき，二人は細菌が物質を交換しあう方法を発見したのである。

レーダーバーグはシンプルでありながらもエレガントな一連の実験を行うことで，細菌細胞が，より複雑な生物に見られる有性生殖に似た行為を行っているのを明らかにした。この現象は二つの別種の細菌が接触した際に起こり，片方（送り手）のDNAがもう片方（受け手）の細菌に転送される現象で，接合と呼ばれる。細菌が接合を行うことが判明したことで，細菌学は大きく進展した。それまで遺伝子情報は単に親細胞から子孫の細胞へと伝えられると考えられていたが，そうではなく，ある細菌から別の細菌へと横方向にも受け渡されることが通念となった。これは，細菌が抗生物質に対抗する能力を，単に子孫だけでなく，抗生物質にまだ耐性をもたないほかの細菌へも受け渡すことを意味していた。

レーダーバーグによる細菌学の変革はこれに留まらなかった。1950年代はじめ，彼は大学院生や共同研究者とともに細菌が遺伝子情報を交換する別の方法を発見している。このときわかったのは，遺伝子情報の交換が細菌同士の直接的接触ではなく，バクテリオファージウィルスを介して行われることであり，この伝達方法は形質導入と名づけられた。

1952年，レーダーバーグは，ある細胞から別の細胞へと簡単に移動するDNAを定義するために「プラスミド」という用語をつくり出した。これらのDNAは核様体の一部ではなく，染色体上にあるものでもない。そのため垂直方向(親から娘へ)だけではなく水平方向(ある細菌から別の細菌へ)へ移動することが可能なのである。

プラスミドは耐性という現象の見方を根本的に変え，さらに複雑なものにした。レーダーバーグは非常にたくさんの発見をしたにもかかわらず，ついにプラスミドと耐性の関係を明らかにするには至らなかった。1950年代後半にプラスミドと耐性の関係を明らかにしたのは，太平洋の反対側にいた研究者たちだった。

深沢俊夫にとって，1945年7月7日はアメリカのB-29による空襲を受けた忘れることのできない日である。彼の家は瞬く間に全焼し，当時16歳だった深沢の心には焼夷弾が投下される恐ろしい音が刻みつけられた。この空襲で彼の妹は入院が必要なほど重度のやけどを負い，さらにその後感染症を発症してしまうのだが，このことも彼の記憶に強い印象を残した。

深沢は，妹の命を救ったのが，千葉陸軍病院の地下室で生産されたペニシリンであったことを回想している。

このとき以来，深沢は個人的にも職業上でも抗生物質と関わっていくことになる。日本の荒廃を目の当たりにし，当初彼は核を研究する科学者になることを目指した。広島に落とされたたった一発の爆弾が，なぜ，どのように，あれ程多くの人命を奪ったのかを解明したかったのである。しかし核物理学者になるための入試に失敗した彼は進路を再考することにした。彼が核物理学の次に関心をもっていたのが医学であったので，医学部の入学試験を受けたところ合格することができた。医学部を卒業すると，彼はすぐ渡辺力という名の物静かな教授の下で，無給のインターンを務めることになった。

戦争で国内のインフラが壊滅的な打撃を受けた日本では，赤痢が繰り返し流行し，感染症が大きな問題となっていた。しかしこの反復的流行で最も懸念されたのはスルホンアミドに対する耐性が生じていることであった。1957年には，日本の科学者たちは細菌性赤痢を引き起こす細菌株がスルホンアミドだけではなく，ほかの主要な抗生物質にも耐性を示していることに気がついた。例えば，香港から1955年に日本に帰国した男性は赤痢の兆候を示していたが，恐ろしいことに，抗生物資を用いた通常の治療では，この男性の病状を回復させることがまったくできなかったのである。

この男性の医師は薬剤耐性が広範囲に広がっていることをよく認識しており，事態を解明するためにこの患者から細菌を採取し培養することにした。その結果驚いたことに，この患者から取った細菌株は，ストレプトマイシン，テトラサイクリン，クロラムフェニコール，およびスルホンアミドの四つの異なる薬剤に耐性があることがわかった。1955年以前は，このような四つの異なる薬剤に耐性をもつ細菌株の存在は報告されていなかったのである。しかしその後の数年でこうした症例は増えていき，1957～1958年にかけて，同様の症例は東京だけで4倍にのぼった。

レーダーバーグが既に細菌接合について発表していたが，これに精通していた科学者はごくわずかだったため，ある種の細菌から別種の細菌に薬剤耐性が伝わる可能性がある，と考える科学者はほとんどいなかった。しかし事態は大きく変わることになる。深沢は，1959年の日本細菌学会の年次総会で，木村貞夫という名の科学者が驚くべき研究結果を発表したのを鮮明に記憶している。出席者の多くにとって，それは容易には信じられない内容であった。

木村の実験は2種類の別種の細菌を混合するというシンプルなものであった。彼はテトラサイクリン，クロラムフェニコール，ストレプトマイシン，およびスルホンアミドに対する耐性をもつ赤痢菌と，これらの薬剤に感受性のある大腸菌を混合し，一晩放置する実験を行った。朝が来たとき，この大腸菌は，赤痢菌と同様にこれらの薬剤に耐性を示すようになっていたのである。

この実験結果が発表されるまで，世界の科学者のほとんどは，薬剤耐性は突然変異によって生じ，抗生物質の攻撃を生き延びた変異株が子孫にその形質を伝えると信じていた。耐性のない変異株は絶滅し，耐性のある変異株は生き残る。こうして最終的には耐性株だけが残るのであり，さらにこのプロセスはゆっくりとしたランダムなものであると考えられていた。そのため異なる種類の細菌間で，しかもたった一晩で耐性が伝達されるという説は到底信じることのできないものであったのだ。

木村は当初，バクテリオファージを通し，ある種の形質導入，またはプロセス*が行われるのではないかと推定していた。この仮説を検証するた

*レーダーバーグが発見したプロセス。

めに，木村は大腸菌が赤痢菌の耐性を受け継ぐ場合には菌株ではなく，ウイルスの介在が必要であることを確認する実験を実施した。しかし実験によりファージは関与していないことがわかり，この仮説は否定された。そうなると考えられるのは，2種類の細菌の間でより直接的な何かが起こっている，ということであった。

木村はこの結果に懸念を感じたが，同時に大きな刺激を受けた。彼はこの二つの菌株の間に起こった現象が1回限りのものであるのか，それともほかでも見られる現象なのかを判断する実験に着手した。木村は同じ大学の研究者から耐性大腸菌と非耐性大腸菌の提供を受け，この二つの株を混合した。そして木村が翌日結果を確認したところ，すべての株が耐性を獲得していたのである。

木村の研究結果は既存の通底概念を覆すものであったが，その結果だけでは，何が実際に起こっているかわからなかった。しかし，深沢はその場にいたほかの聴衆と同じく大きな感銘を受けた。この結果は第一に，菌株はほかの菌株に感染することができること，第二に（これが問題なのだが），細菌が自らに使用されたことのない抗生物質に対してさえ耐性を獲得する可能性があることを示していた。はっきり言えば，細菌は抗生物質に一歩先んじるためのメカニズムをもっていることが判明したのである。

深沢がこのことを指導教官の渡辺力に話したところ渡辺は大いに関心をもち，二人はまず木村の実験を追試することにした。彼らは薬剤耐性赤痢菌を数多く所有していた国立感染症研究所へ赴いてサンプルの提供を受け，それらを彼らが元からもっていた非耐性大腸菌およびネズミチフス菌と混合してみた。この追試で得られた結果は，木村が報告した内容を再現するものであった。確かに薬剤耐性は，異なる菌株の間で伝達されていたのである。

翌年，渡辺と深沢は，何が起こっているかを詳細に見極めるために一連の実験を実施した。これは本当に10年前にレーダーバーグが目にした「細胞の接合を介した遺伝子の伝達」なのだろうか？　答えは明白だった。この現象を引き起こしている犯人は，ある細菌細胞から別の細菌細胞へ伝達可能な自己複製DNA分子，プラスミドだったのである。彼らはこのプラスミドに，resistance（耐性）にちなんでR因子と名づけた。

この発見についての論文は，日本語で発表され日本国内で読まれただけであったために，すぐには西側諸国に伝わらなかった。そこで渡辺は1960年代に西側の研究者に向け，R因子が多剤耐性の誘発にどのように関わっているかを示す複数の論文を著した。

この発見は世界の研究者に衝撃を与えた。耐性はもはや遺伝するだけのものではなく，突然変異で獲得されるだけのものでもなかった。ある特定の細菌は，抗生物質に出合ったことがないにもかかわらず耐性をもつことが判明したのである。細菌が耐性をもつには，一つまたは複数の抗生物質に耐性をもつほかの細菌に接触すればよいだけであった。細菌の耐性は，ダーウィンの進化論では説明できないもっと複雑なものであることがわかったのである。病原体と薬との戦いは新たな段階に移行した。耐性を克服するために新薬をつくろうと取り組む時代は終わり，生物学における別分野とみなされていた遺伝学の深い知識が必要とされるようになった。

第16章　SはソビエトのS

1948年9月。第二次世界大戦収束後の混乱のなか，新たな戦争，冷戦が始まり，世界は西側の影響下にある地域とソビエトの影響下にある地域とに分断されようとしていた。このとき，ソビエトの科学界は激しく揺れ動いており，遺伝学はブルジョア的発想であるだけでなく，ソビエト社会にとっての脅威であるという見方が公式見解になりつつあった。遺伝学に対するこうした非難を積極的にあと押ししたのは，トロフィム・ルイセンコという人物である。

ルイセンコは，遺伝学だけではなく科学全般について正式な教育を受けたことがなかったにもかかわらず，独特のソビエト風流儀を遺伝学にもち込むことに成功した。ルイセンコの専門は，感染症でも人体でもなく農業であり，彼の主だった主張は，過酷な環境であっても作物にとって適切な条件さえ整えれば，最高の収穫を得られるという，ソ連的イデオロギーに適ったものであった。

ルイセンコが，強制的集団農場化というスターリン主義的政策を支持したことはソビエトの農業を荒廃させることになったが，ロシアでの彼の地位を安定させるのには大いに役立った。ルイセンコは冷酷で野心的な性格の人物で，また西側の科学者を支持する人々を帝国主義的プロパガンダに賛同しているとして激しく非難したため，多くの人々に恐れられていた。

マルクス主義的イデオロギーは，少なくとも西洋で理解されていた遺伝学の主だった知見とは対立するものであった。遺伝学では有利な形質がある世代から次の世代へと受け継がれる点が強調されている。そのため遺伝学は，ブルジョワ階級はこれまで望ましい遺伝子を受け継いできたのであり，労働者階級はブルジョワ階級より遺伝的に劣った存在であると暗にほのめかしていると解釈できたのだ。当時のソ連では科学的な正確さより政治的意味合いが重視された。そのためルイセンコが，そのような遺伝の継承は自然界では起こっていないと反論し，自然は正しい条件下で矯正することができると提唱したことは，ソビエトのマルクス主義者の歓心を買った。彼の発言の政治的意味合いは明確であった。つまりルイセンコと彼の思想の支持者たちは，植物が適切な条件を与えられれば，以前置かれていた環境がいかに厳しいものであろうと最高の収穫をもたらすように，人は正しいイデオロギーに触れることで素晴らしい人間になることができると主張したのである。

ルイセンコの急進的な考えはスターリンや彼の側近たちの気に入るところとなり，彼が正式な科学的教育を受けていないことはほとんど問題にされなかった。またこの考えは庶民から出たものであるから，思想的に完璧で健全なものだと考えられた。さらに党の強硬派の間でルイセンコの立場が揺るぎないものになったのは，西側諸国が彼の考えに反対したためでもあった。西側に対抗することが科学的正確さよりも重要視されたのである。

西側がルイセンコをエセ科学者だと非難すればするほど，かえってソ連は彼を支持する態度を固めていった。1930年代の後半には，ルイセンコはスターリンから完全なうしろ盾を得るようになった。彼はこれを利用して，彼の見解に科学的立場から疑義を唱える人々を排除していった。一時ルイセンコが師事していた，ソビエト遺伝学の父として有名な生物学者ニコライ・ヴァヴィロフも排斥された人物の一人である。ヴァヴィロフは国際的に高い評価を得ていたが，彼がルイセンコへの批判を止めようとしなかったことが，ソ連当局には見過ごせないものとなっていた。1940年，ヴァヴィロフは逮捕され，1943年に監獄のなかで餓死している。ヴァヴィロフがソビエトの農業を躍進させた立役者であることを考えると，彼がこのような死に方をしたことは残酷な皮肉としか言いようがない。

ルイセンコの影響力が最高潮に達したのは，1948年9月に彼が医科学アカデミーの常設行政委員会の臨時会を主宰した頃であったろう。この臨時会では，「ルイセンコ方式に反対するものは誰であれアカデミーから追放すべきである」という決議がなされた。この決議は明確にある人物を標的にしたものであった（その人物はこの臨時会に出席さえしていなかった）。その人物とはモスクワの抗生物質研究所所長でソビエト科学アカデミーの会員であったグレゴリー・フランツェビッチ・ガウスである。彼はソビエトの新聞プラウダにイギリスのスパイだと非難されるなど，苦しい立場にあった。当時，これより小さな嫌疑で何千という人が逮捕されていたからである。

ガウスは生態学と進化生物学における研究で高い評価を得，1940年代にはソビエトの科学界でよく知られた存在になっていた。彼は1930年代半ば頃，自ら「生存のための競争」と名づけた二つの種の間の競争に関する理論を発表した。二つの種が限られた同一の資源を巡って競合している場合，その二つの種の個体数レベルがそのまま永遠に保たれることはない。どれだけわずかであっても有利な性質をもっているほうの種がある時点でもう一つの種に打ち勝つ，という理論である。

ガウスは第二次世界大戦が起こりつつあった1930年代後半に抗生物質

の研究を始め，1942年に妻のマリア・ブラジニコワとともに新たな抗生物質を発見している。彼らの発見による新薬は，ラクトバチルス・ブレビス菌からつくられたもので，黄色ブドウ球菌を死滅させるのに著しい効果があることがわかった。ガウスはこの発見にグラミシジンSと命名した。末尾につけられた「S」は，この薬がソビエト産であることを示すもので，そこにガウスのソビエトへの愛国の志しや敬意が見て取れる。この発見に対し，ガウスは1946年に民間人に対する最高の栄誉賞であるスターリン賞を授与されている。

戦時下のソ連においてグラミシジンはペニシリンとともに主要薬として扱われた。感染症への有効な手段が切実に求められるなか，グラミシジンの生産は急ピッチで進められロシア全土の病院で使用された。この薬は1944年に赤十字を通じてイギリスにも送られている。この送付は戦争という緊急事態のためであった。ソ連は薬の構造を決定し，より大量に，より純度の高い形で薬の生産をする必要があったため，イギリスに協力を求めたのである。しかし，こうしてイギリスに薬を送付したことが，4年後になって，ガウスが帝国主義勢力や国家の敵に便宜を図ったという証拠とされてしまったのである。

ソビエトアカデミーでガウスを追放するという決議が可決された同じ日，ガウスは一本の電話を受け取った。電話の主は身分を明かさず，ガウスのほうもあえて問いただすことはしなかった。誰が電話をかけてきているかよりも，その内容が重要だったからである。メッセージは以下のような非常に簡潔なものだった。「引き続き研究を続けるように。君の安全は確保されている」。ガウスは次の日研究所に出勤し，その後40年間にわたり無事研究を続けた。ガウスには常にイデオロギー上の嫌疑がかけられていたが，ソ連の国体を維持するためにグラミシジンSが重要な役割を果たしていたために，彼はソ連で研究を続けることが許されたのである。

ガウスは共産党員になることを断固として拒否した。そのためガウスがソ連の科学者として高い地位を与えられることはなかったが，彼は1950年代，60年代，70年代を通し地道に抗生物質の研究を続けた。彼の研究は国際的な注目を集め，それとは対照的にルイセンコの提唱した考えは完全に世間から忘れ去られていった。1986年5月2日にガウスが亡くなったとき，グラミシジンSはソ連で最も広く製造されている抗生物質の一つになっていた。

利欲が西側の科学に影響を与えてきたのと同様，ソ連では政治と科学との間の争いが科学に厳然たる影響を与えていた。ガウスは，彼の発見とその重要性，そして名声によって当時の政治勢力からある程度身を守ることができた。しかし，ソ連だけではなく，東ヨーロッパのソビエト衛星国の科学や医学の分野では，国家が科学者へ嫌疑をかけたり研究に介入することが常だった。科学と政治の間のこうした緊張がどの国よりも高かったのが，ドイツ民主共和国（東ドイツという呼称のほうがよく知られている）である。

泣く子も黙るといわれた東ドイツ国家保安省，別称シュタージから若い係官がヴォルフガング・ヴィッテのところへやってきたのは1978年のことである。来訪があるかもしれないと連絡は受けていたものの，ヴィッテはおのずと身構えた。ヴィッテは最近仕事でモンゴルを訪れたのであるが，係官はそのときのことを質問した。モンゴルは当時のソビエトの衛星国の一つであった。

係官はヴィッテに，ソビエトがモンゴルで行っている黄色ブドウ球菌感染症のワクチン接種についてどう思うかと質問した。係官は，モンゴルの病院で行われている感染症対策への取り組みは，ソ連の勧告に基づくものであるとヴィッテに伝えたうえで，単刀直入に，なぜヴィッテがこのプログラムを批判しているのかを尋ねた。東ドイツの公式スローガンは「ソ連に学ぶことは勝利を学ぶこと」であったが，ヴィッテはこれを知らなかったのだろうか？

もちろんヴィッテはこのスローガンを知っていた。しかし彼は同時に，ワクチンの有効性に関するデータが偽物であり，副作用はあってもごくわずかであるというソ連の主張が嘘であることも知っていた。ヴィッテと彼の上司は自分自身がソビエトの「優れた」ワクチンを接種していたので，高熱，しつこい悪寒といったひどい副作用があることを身をもって知っていたのである。

さらにヴィッテは，ソビエトが結核薬への薬剤耐性が蔓延している孤児院や刑務所で，非倫理的なワクチンの臨床実験を行っているのを知っていた。しかし彼は黙っていることが肝要だと思った。

ヴィッテは，モンゴルから東ドイツに帰る途中，飛行機のなかで乗り合わせた人物と会話をかわしたことを後悔していた。その人物と折り目正しい会話をかわすうち，話はいつしか職業のことになった。リラックスした気分でいたヴィッテはソ連のワクチン接種の取り組みについて，つい自分の感想を漏らしてしまったのである。そのときの乗客がシュタージへの情報提供者であったことは今や明らかだった。

シュタージの係官との面会は短いもので，ヴィッテは冷静さを保っていた。係官のジャケットの内側にテープレコーダーが仕込んであるのが見えたので，会話がすべて録音されているのはわかっていた。ヴィッテは機転を利かせ，機会を捉えて係官に言った。「良識ある科学者として，自分は正直でなければならないと思うのです。市民が効果のないプログラムを批判しないのであれば，マルクス主義の真の精神に誠実に向き合っていないことになります」。これはギャンブルであった。というのも東ドイツでは誠実に問題提起をした人物が憂き目をみることがままあったからである。しかし幸いなことに，この発言は吉と出て，彼に災いが降り掛かることはなかった。

シュタージの係官は去り，その後ヴィッテがシュタージに目をつけられている様子はなかった。ヴィッテの対応がよかったせいか，ワクチンに対する彼の観察が正しかったせいか，彼の科学者としての能力のせいなのかはわからなかった。はっきりしていたのは，当時ヴィッテが抗生物質の問題に取り組む有名な科学者だったことである。彼の発見は広い範囲に影響を及ぼすものであった。

ヴィッテは1945年，ハルツ山地の村の母子家庭に生まれ，ギムナジウムとして知られる才能ある子供のための地元の学校へ通った。彼はハレ大学に進学し，生物学を専攻して科学を学ぶとともに，マルクス・レーニン主義の義務教育も受けた。ヴィッテによると，教師には，教育があり科学を理解している人と，マルクス主義を振りかざすだけで科学を理解していない人の二通りのグループがあった。後者のグループには情報提供者やスパイが紛れ込んでいるため，彼らと議論することは危険であった。こうした情報提供者は政策への異議や批判を国家への反逆行為ととらえ，何かあれば報告しようと常に目を光らせていたのだった。

東側諸国では1960年代半ば頃までに遺伝学研究が復活し始め（1940年代にはブルジョア的だとして排斥されていた），多くの学者が遺伝学を生物学における重要な分野とみなすようになった。ヴィッテが1969年にハレ大学遺伝学部の助教授として留まるよう要請された頃，東ドイツでは，生物遺伝学が脚光を浴び始めていた。

しかし共産党による影響と支配はますます強まっていた。1968年に起こったプラハの春の崩壊は，ヴァルター・ウルブリヒトが率いていた東ドイツ政府を刺激し，政府は学生運動に対し強い懸念を抱くようになった。1968年に西ドイツ全土で学生運動が起こった際，東ドイツでは当局による厳しい取り締まりが行われ，比較的自由だったハレ大学の雰囲気も変わってしまった。知的自由は規制に取って代わり，共産党指導部の命令で，科学の講義には可能な限りマルクス主義思想を反映させなければならなくなった。

ヴィッテはハレ大学のこの新しい雰囲気のなかで研究を続けていくのは難しいと思った。教授になるには共産党員であるか，少なくとも労働者階級の出身である必要があったが，ヴィッテはどちらでもなかった。彼は共産党員になるつもりがなかったので， 地元の共産党支部長に入党するよう促されたときはっきりと断っていた。

ヴィッテはハレ大学での将来に見切りをつけ，出ていくことを考えた。幸いなことにヴィッテの学生に，実験疫学研究所（Institut für Experimentelle Epidemiologie：IEE）所長ルムート・リシェの息子がいた。1973年にたまたまこの研究所で一つポジションが空くことなった。研究所がヴィッテの生まれ育った町からそう遠くないヴェルニゲローデにあったこともあり，彼はその職に応募することにした。

この研究所は東ドイツ保健省の管轄下にあり，もともとは公衆衛生を専門とする機関だったが，時を経て感染症研究と抗生物質耐性の分析を行う国立センターになった。東ドイツはほかのソビエト諸国と比べると特に経済面で優位に立っていたが，西ドイツと比べると科学も含めさまざまな点で大きく後れを取っていた。西ドイツでは製薬産業が盛んで製薬施設が何十もあったが，東ドイツにはいくつかの抗生物質を製造する製薬施設がイエナとドレスデンに一つずつあるだけだった。西ドイツで既に使用されていたトリメトプリムのような薬でも，東ドイツで入手するには何年もかかった。しかし，多くの薬は西ドイツ以外から東ドイツにもたらされた。エリスロマイシンはポーランドから，オキサシリンはロシアから，ゲンタマイシンはブルガリアから，1980年代後半には，セフォチアムが日本から，シプロフロキサシンが西ドイツから導入された。確かに，重要な抗生物質が入手できるかどうかという観点から見ると，東西の格差は歴然としていた。例えば，イギリス，アメリカ，西ドイツで簡単に手に入るグリコペプチドは東ドイツではめったに手に入らず，そのことが患者の治療に影響を及ぼしていた。

東ドイツの保健機関では，薬不足を認識して厳格な処方制度を設けることとし，抗生物質を三つのグループに分けた。A グループに属する薬はいつでも処方することが可能で，簡単に薬局で手に入れることができた。B グループに属する薬の場合は，処方する医師は多くの書類に記入し，上司にあたる医師が処方箋にサインする必要があった。C グループになると薬はほぼ輸入薬で，病院の上級管理職を務める医師が処方箋を書くことが義務づけられた。その結果，通常の抗生物質以上の薬を使った治療を受けられる患者はそう多くはなかった（患者が共産党上層部のメンバーでもない限り）。

ヴィッテは抗生物質の不足が深刻であるのと同じくらい，薬剤耐性の問題が深刻になってきているのに気づいていた。研究者たちは，1950 年代初頭から抗生物質に対する黄色ブドウ球菌の耐性が増加しているのを認識していたのである。最近では国が運営する産院で感染症がはやり始めていた。戦後東ドイツでは出生率の落ち込みを問題視し，優遇措置を打ち出して市民に子供を多くもつことを奨励していた。この優遇措置が功を奏して妊娠率は上昇した。しかし，政府が次第に過密になってくる産院の衛生状態を改善するための資金を十分もっていなかったため，産院で乳房組織に炎症が起きる乳腺炎の発生率が高まってしまった。資金不足，衛生状態の悪さ，過密状態が重なってインフラが崩壊し，感染症は急速に広まったのである。調査の結果，この感染症は黄色ブドウ球菌の多剤耐性株に起因するものであることがわかった。

実験疫学研究所（IEE）はこの菌株を分類し発生原因を調査することに

なった。この調査の担当者となったヴィッテは，東ドイツ全土の病院の患者から採取した臨床サンプルの分析を入念に行った。そのうちに彼の研究室は東ドイツ国内におけるブドウ球菌の問い合わせ先になっていった。ここでの仕事の中心は複数の病院で発生した抗生物質薬剤耐性黄色ブドウ球菌の発生源を突き止めることであったが，同時に彼の研究室では，菌株が病院から一般の地域へ飛び火していることを示す証拠についても調査していた。

ヴィッテの研究グループは，細菌性病原体の薬剤耐性を監視する目的で，国内の臨床検査室をつなぐネットワークを構築した。しかし何度も繰り返される問題があった。定評ある国際企業が抗生物質に対する細菌の感受性を測定するための診断装置を製造していたが，東ドイツでは資金が不足しているためにそうした装置を輸入することができず，国内で製造していたのである。こうした国産の診断装置は常に信用できるとは限らず，結果に一貫性がなかった。

さらにヴィッテと彼の研究グループは別の問題も抱えていた。西側の学術誌に論文を発表することができれば，彼らの発見に対し最良の審査が行われることがわかっていたが，西側の学術誌に論文を出すには，まず類似の論文が既に東ドイツまたは，理想的にはソ連の学術誌で発表されていることを示す必要があった。政治的事情により，新たな発見はまずはソビエトの学術誌で発表することが要求されていたのである。こうした問題を抱えていたにもかかわらず，IEEは前に向かって進んでいった。

人体およびその他の動物における薬剤耐性黄色ブドウ球菌の研究を続けてきたヴィッテは，東ドイツの研究の最前線に立つことになった。彼はそのため1978年に，遠方にあるソ連の共産衛星国，モンゴル人民共和国へいくことになったのである。モンゴルは最低限の資源しかもたない貧しい国で，ほかのソ連衛星国と比べても特に薬の入手が難しかった。

ヴィッテはモンゴル国内で薬剤耐性がどの程度広がっているかを判断するため，モンゴルのあちこちからサンプルを集めた。これらのサンプルを集めるには地元の警察組織から許可を得る必要があったが，そのためのプロセスは官僚主義的であるうえに膨大かつ不透明で，大変な苦労を強いられるものだった。しかし，東ドイツに帰国する際，ヴィッテがモンゴル警察長官からもらった許可証を彼の古い皮ジャケットに入れてもっていたことが，ヴィッテを救うことになった。帰国のために飛行機を待っていると，警備員がやってきて，サンプルをもち出す許可を得ているかヴィッテに確認したのである。ヴィッテが許可書を差し出すと，警備員はそれに目をやってから折りたたみ，ヴィッテにしばらく待つように言った。間もなくカラシニコフをもった警備員が二名やってきてヴィッテに一緒に来るよう告げた。ヴィッテは大変なことになるかもしれないと覚悟を決めた。しかし警察の側では長官からの許可証を目にして大いに驚き，一転してヴィッテをまるで最重要人物であるかのように扱った。彼は飛行機を待つ間，高官のために確保されている席を与えられた。こうして彼の不安は解消され，ヴィッテは飛行機のなかでほっとしていたのである。彼が飛行機に乗り合わせた乗客，つまり東側の情報提供者と話をしたのはこのときだった。ヴィッテの隣に座った情報提供者との気楽なはずの会話が，シュタージの訪問を招いたのであった。

ヴィッテは，モンゴルのサンプルからは東ドイツほどの薬剤耐性が見られないことを発見した。モンゴルは貧しく，抗生物質を広く使用することができなかったために，細菌が薬剤耐性を発達させる機会があまりなかったのである。モンゴルは遠く離れた孤立した国で他国との交流がほとんどなく，薬剤耐性感染症が発生する可能性も低かった。東ドイツは西ドイツと比べれば貧しかったが，それでも共産圏では最も豊かな国の一つであり，モンゴルと比べるとその差は歴然としていた。東ドイツで盛んであった数少ない農産業のうち，養豚産業が最も盛んで，東ドイツは共産圏だけではなく，西ドイツ，フランス，イギリスを含めた鉄のカーテンの向こう側の国々へも豚肉を輸出していた。これが東ドイツにとって外貨獲得の手段となっていたのである。

しかしヴィッテは，この養豚産業のあり方を問題視していた。東ドイツ養豚産業界では，豚の成長を早め短期間により多くの豚肉を生産するため，抗生物質オキシテトラサイクリンを含む飼料だけが使用されていた。この抗生物質は患者の治療にも使われており，ヴィッテはこうした抗生物質の広範な使用が，人および動物における薬剤耐性につながっていることを確信していた。ヴィッテと彼の研究グループの理論は業界から強硬な反発を受けたが，彼らは問題を公表していった。そしてヴィッテとIEEは最終的に，豚の成長促進剤として使う抗生物質を人に使わないよう政府を説得することに成功したのである。その後豚には同じオキシテトラサイクリンでも，人に使用されていない，諸々の抗生物質に対し交差耐性を示していないものが投与されるようになった。

東ドイツの医師たちは，抗生物質が欠乏しているために，所持していた抗生物質を慎重かつ合理的に使用し，薬剤耐性が広がらないよう感染症抑制対策を取ることを余儀なくされた。IEEは，抗生物質を人，動物，農業にどのように使用するかを決定する唯一の政府機関としての役割を果たした。

東ドイツではそれほど多くのことが成功したとはいえない。政権は残忍で抑圧的で権威主義的だった。しかし，公衆衛生の政策のなかには成果を出したものもある。東ドイツでは資源が限られていたために，動物や人の健康，そして環境の健全性を一つの枠組みから捉える「One Health（包括的健康）」という政策が実施されていた。東ドイツがこの概念を生み出してから30年後，この包括的健康の考え方は西側諸国で広く受け入れられるようになった。これらの政策の成果は明らかで，ドイツが統合されたとき，東ドイツの薬剤耐性率は，はるかに裕福であった西ドイツのそれより大幅に低かったのである。

第17章　海軍でのできごと

冷戦による分断によって東ドイツとは反対の立場に立つことになった側，それも文字通り東ドイツから見て地球の反対側にあるアメリカで，若き医師キング・K・ホームズ中尉もまた薬剤耐性菌による感染症の増加に向き合っていた。ホームズは研究を通じ，感染症の拡大を防ぐための新しい方法を見つけることが，新たな抗生物質を発見することと同じくらい緊急の課題だと気がついていた。

ホームズは海軍に入隊したばかりであった。彼はハーバード大学を卒業後，ウェイルコーネル医科大学で医学博士号を取得し，ヴァンダービルト大学で研修医として質の高いプログラムに参加して経験を積んだ。ヴァンダービルト大学にいた頃，彼は海軍の新兵採用官であるハーバート・ストックライン大尉から電話を受けた。大尉はホームズが間もなくベトナム戦争に徴兵される予定であることを告げた。それによるとホームズは，公衆衛生局士官隊の一員としてモハーベ砂漠に送られるとのことであった。しかしホームズは公衆衛生に興味がなかったので，ストックライン大尉にハワイかフィリピンで感染症関連の仕事ができるのであれば，政府が定める

2年ではなく3年働いてもよいのだが，と自分から申し出た。大尉はこれを承諾した。

かくしてホームズはベトナム戦争の間，輝かしい実績をもつ海軍艦艇，USSエンタープライズに勤務することとなった。「エンタープライズ」とは，アメリカ史上特別な軍艦につけられてきた名称である。1775年にアメリカ軍に拿捕されたイギリスの船を皮切りに，全部で8隻の軍艦によってこの名が引き継がれてきた。ベトナム戦争が激しさを増すなか，アメリカ艦隊が誇る初の原子力空母が太平洋に配備されたが，この原子力空母にエンタープライズの名が与えられた。ホームズはこのUSSエンタープライズの予防医学ユニットに配属され，そこで海軍兵士の間に繰り返し発生する感染症の問題に向き合うことになった。

ホームズはパールハーバーでの勤務と，艦上での勤務を掛けもちすることを求められた。彼はパールハーバーにいる間に，ハーバード大学時代に指導をしてくれたクレア・フォルサムと再会した。フォルサムはハワイ大学に微生物学研究室をもっていた。ホームズが彼の研究室に参加したい旨を伝えると，フォルサムは快く承諾してくれた。

やがて，USSエンタープライズはフィリピンのスービック湾のドックに入った。スービック湾はマニラの北西約100kmのところにあるシンガポールほどの大きさの湾である。ホームズが着任する頃にはベトナムでの戦争が激化し，湾は改造されて，海軍基地というだけではなく，それ自体が小さな世界のような様相を呈していた。スービック湾は過去最大の物流基地として戦時物資の搬送と軍事調整の中心地となっており，湾は軍人で溢れていた。40隻の船が同時に係留され，1967年だけで400万人以上の海軍兵士がスービック湾を経由して出兵したり，帰郷したりしていた。

このように多くの軍関係者がいたことは，この地域の貿易や商業に大きな恩恵をもたらした。海軍兵士は勤務時間が終わると街に繰り出し，バー，ナイトクラブ，売春宿を訪れ，時には週末一杯をそこで過ごした。しかし船に戻った彼らの多くが，尿道から分泌物が出ていると訴える事態が起きた。軍医が診察した結果，それは淋病であると診断された。

医師はこれらがすべて淋病であるとの前提で，当時の標準的治療手順に従って罹患して苦しんでいる兵士にペニシリンを処方した。しかしホームズがその任務についてみると，ペニシリンが効かない兵士が半数近くいることに気がついた。

ホームズは治療の効果が上がらないことを問題視し，尿路からの分泌物のサンプルを集めてハワイの研究室にもち帰った。そして標準的なペニシリンが効かない理由を解明するために分泌物の培養物を調べたところ，驚いたことに分泌物の約半数は淋菌ではなく，非淋菌性の尿道炎であることがわかった。しかし，残りの半数は淋病であり，これは深刻な薬剤耐性の発生を示す兆候だった。スービック湾での治療の失敗は，半分は医師による誤診，半分は薬剤耐性に起因するものだったのである。

非淋菌性の尿道炎を発症している患者への対応は簡単だった。この尿道炎は淋病に似ていたが，ペニシリンが効かないことが既に知られていたため，別の薬を処方すればよかったのである。

しかし問題は淋病にかかった兵士になぜペニシリンが効かないのかということであった。ホームズは予防医学に従事する医師としての役割，さらには微生物学者としての任務を超えた，実地疫学研究者，つまり病源を探る探偵のような役目も果たす必要があった。

ホームズはスービック湾の主だった居留地の一つで実地調査を開始した。オロンガポには5000人近い性産業従事者が住んでいて，毎日そのうちの250人が街のある診療所で月ごとの検診を受けていた。診療所にやって来た彼女らは，その診療所を経営している女医に検診をしてもらうために，列をつくって待つのである。ホームズは海軍兵士の間に広がる病気の原因を突き止めるのは，彼女らが検診を受けるこの診療所から始めなければならないと考えていた。

その診療所の女医は膣の検査をするために，たった一つの検鏡（検診に使われる医療器具）を使いまわしていた。彼女は効率よく検診を進めるため，水を張った大きなバケツをそばに置き，一人検診が済むたびにその検鏡をバケツの水でゆすいでは検診を続け，その間，同じバケツの水を繰り返し使用した。この医師の診療所を観察するうちに，ホームズは最初の手がかりを得た。医師の診療方法，特にバケツの水が娼婦たちと水兵の間に蔓延する性病の主な原因だったのである。

これで感染源の説明はついたが，細菌の耐性については未解決のままであった。ホームズはその医師が患者たちに渡している薬に注目した。淋病の兆候を示している患者への標準的治療法は，プロカインペニシリンではなくベンザチンペニシリンを投与することだった。この二つの薬の違いはベンザチンペニシリンが低用量を放出しながら長く体内に留まるのに比べ，プロカインペニシリンは高用量を放出しながら体外へすばやく排出される点である。ベンザチンペニシリンは薬剤耐性を引き起こしづらいため，梅毒の治療に理想的とされていた。梅毒の治療には，すぐに排出されてしまう薬ではなく，体内に長く留まって作用する薬が必要だったのである。他方，淋病の場合には，薬剤耐性が増加するのを避けるため，体内に長く留まらず，耐性菌を生み出す機会をつくり出さない速効性の薬剤が必要であった。ホームズは，両方の薬が生体内でどのように作用するかを知っており，淋病患者にプロカインペニシリンではなくベンザチンペニシリンが処方されているという事実を問題視していた。

ホームズは二つ目の手がかりを見つけた。彼は娼婦たちに不適切なペニシリンが処方されているのを目にしたが，これがスービック湾で淋菌が大規模に流行する原因になっていたのである。薬剤耐性の発生は低用量の薬が処方されることによって細菌が生き残ってしまうことを意味していた。ホームズは薬剤耐性の原因を確実に突き止めるために，もう一つのことを確認したいと思っていた。彼は地元の薬局へいき，彼女らが処方箋をもたずにベンザチンペニシリンなどの抗生物質を買いに来ていないかを確認した。すると彼の勘が当たっていたことがわかった。薬局ではベンザチンペニシリンをたやすく彼女らに売っていたのである。薬剤耐性の発生は，感染の広まりだけが原因ではなく，性産業従事者に間違った薬が処方されていたことにも起因していた。さらに彼女らが自己判断で薬を摂取していることや，その不適切な薬が乱用されているという事実も，事態の悪化に追い打ちをかけていた。

かくしてホームズは謎を解決した。エンタープライズに戻って発見したことを報告するときが来ていた。彼はさっそく三つのことを推奨した。まず，彼は海軍に250個の検鏡を購入させ，毎日の検診で，医師が一人の患者に対して一つの検鏡を使えるようにした。また彼はすべての器具を一晩で消毒し，翌日使用できるようにする高圧滅菌器を海軍に購入させた。三つ目に，彼はエンタープライズにグラム染色法を導入して，医師がどの細菌が感染の原因かを見極められるようにすることを推奨した。これによって適切な診断ができ，治療効果も上がるはずだった。

患者が非淋菌性の尿道炎を患っている場合は，テトラサイクリンを，淋病を患っている場合には，プロカインペニシリンとプロベネシドの組み合わせ，またはテトラサイクリンとプロベネシドの組み合わせを処方する。ホームズがこのような処方を推薦したのは，ペニシリンは効果がある一方で体外へ素早く排出されてしまうのに対し，高用量のプロベネシドが体内に長く留まることで完全に感染症を治癒することができるからであった。この新しいシステムが導入されると水兵たちは回復していき，薬物耐性淋病を患う患者数も，診療所での交差感染数も劇的に減少した。

戦争や紛争には怪我と感染症がつきものである。こうした状況のなかで，前線の兵士の命を救いたいという思いが医学を前進させる推進力になることがある。実際，ホームズが行ったような実地調査は人類と細菌との戦いに必要不可欠であることが証明された。1967年になる頃には，彼は自らの発見に手応えを感じるようになった。彼の発見は感染症検診の実施要項の確立に役立てられ，特定の薬剤を組み合わせた処方法も今日まで用いられている。しかし，細菌は絶え間なく進化していく。そのため薬剤耐性は依然として重大な未解決課題であり続けた。

ホームズは1960年代にフィリピンに滞在し，フィリピンやそこに暮らす人々と特別な関係を築いた。彼が1990年代にフィリピンを再訪したとき，ベトナム戦争が終わって久しかったが，戦争の後遺症は有形無形の形で残っていた。ホームズは同僚とともに性産業従事者の間に広がる薬剤耐性について詳しく調査を行った。彼は彼女たちの間の感染症の拡散パターンや医療へのアクセスが1990年代と1960年代で変わっているかを見極めたいと考えていた。研究グループは，1994年から1996年まで2年の歳月をかけて調査を進めた。その結果，フィリピンの性産業従事者の間で，当時最も有力とされていた抗生物質の一つであるシプロフロキサシンに対する耐性が，グラム陽性菌とグラム陰性菌の両方の感染症に対して9％から49％に増加していることがわかった。バイエルは薬剤耐性問題を解決する薬として高らかにシプロフロキサシンを宣伝していたが，その効力は次第に失われつつあったのである。

第18章　動物から人間へ

パラナ川はアマゾン川に次いで南アメリカで二番目に大きな川である。ブラジルでパラナイバ川とリオグランデ川が合流してパラナ川となり，南西方向に流れながらブラジルとパラグアイ，そしてアルゼンチンとパラグアイの国境を形成する。川はアルゼンチンの中央部を蛇行しつつロサリオ市から首都ブエノスアイレスへと流れていく。

ロサリオ市の市民や産業界は，半世紀以上にわたりパラナ川を輸送手段として，また巨大なゴミの廃棄場所として使用してきた。1964年には毎日66t近い人間の糞便と25万tもの尿が川に流れ込んでおり，このためロサリオ市は腸チフスが繰り返し発生することで知られていた。

ロサリオ市はアルゼンチンで三番目に大きな都市で，多くの食肉加工工場や缶詰工場がここを拠点としていた。缶詰はヨーロッパに送られており，ここでつくられたコーンビーフはイギリス中の食料品店に出回っていた。缶詰施設での製造工程では缶を加熱することが義務づけられていて，加熱された缶はその後川の水を使って冷却された。工場では予防措置として汚染された水を塩素消毒することにしていたが，塩素消毒プラントは1年以上にわたって稼働していなかった。冷却される缶は防水性で汚染物質が缶のなかに入り込むことはないはずであり，汚染水を消毒していなくても大きな問題は起こっていなかった。しかしあるとき，たまたま6ポンド缶の上部に小さな穴があいていて，未処理の水が缶内に入り込んでしまったのである。

フライベントスという会社が製造したこの大型缶は，大西洋を渡って1964年5月にスコットランドのアバディーン市に到着し，そこから市の中心部にあるユニオンストリート沿いの食料品店に配送された。

この汚染された大型缶が原因でアバディーン市で腸チフスが発生した。そして感染が広がるにつれ人々はパニックに陥った。新聞はこれをセンセーショナルに取り上げ，ニュースレポーターは人々が道端で倒れ死んでいっていると誤った情報を伝えた。実際には亡くなった人はいなかったが，500人以上が腸チフスに感染して苦しんだのであり，これは市の公衆衛生上，深刻な危機的事態であった。最終的に原因は汚染された牛肉であることが判明した。店内で使用されていたミートスライサーが汚染されたために，店で売られていたほかの肉にも汚染物が付着したのである。この謎を解くにあたって中心的役割を果したのが，細菌学者，エフライム“アンディ”アンダーソン博士であった。

アンダーソンは腸チフスの発生原因を解明したことで一躍有名になった。1965年当時彼はイギリス，コリンデール市の公衆衛生研究所の腸疾患研究部門の責任者をしていたが，この年には，そのほかにも驚くべき発表をしている。彼は子牛のさまざまな細菌性感染症を研究するうち，二つの重要な抗生物質であるアンピシリンとクロラムフェニコールに耐性を示すサルモネラ菌を発見したのである。この菌株は人間にサルモネラ中毒を引き起こすのと同じ株である，と彼は述べた。そして，彼はそこから大きく飛躍した発言をして農業関連のロビイストや製薬会社を苛立たせることになった。

アンダーソンは，家畜に見られる薬剤耐性は工業型食肉生産の過程で抗生物質が無差別に使用されていることが原因であり，このことが結果的に人における薬剤耐性の増加につながるだろうと主張したのである。当時製薬会社は農家に何百万ドルもの抗生物質を売っており，農家でも工業型手法で育てられる家畜の病気を抑制するために抗生物質に依存するようになっていた。

この問題を不安視する国民からの圧力は高まり続け，1967年にミドルスブラ市にあるウェストレーン病院で大腸菌性胃腸炎が発生したことをきっかけに，さらに懸念が高まった。このときの細菌感染症は，アンピシリン，ストレプトマイシン，テトラサイクリン，クロラムフェニコール，カナマイシン,およびスルホンアミドに耐性があったことが明らかになった。この感染症で10人の子供が亡くなったことで人々は衝撃を受け，またBBCはこの病気と家畜飼料に混ぜられている抗生物質とを関連づけて報道した。アンダーソンが発表した薬剤耐性のリスクに関する公式声明は強い非難を帯びたものだったが，子供の死につながった病気と一部の家畜に見られる病気との結びつきを明確するには至らなかった。国民の間にも，政府の間にも薬剤耐性を懸念する声は高まっており，政府としては国民の抗生物質に対する信用を守りたいと考えた。そこで，これらの懸念に対応するために，政府はただちに家畜と農業部門における薬剤耐性の問題を調査するための委員会を立ち上げた。

しかし，委員会立ち上げの過程でアンダーソンを委員に入れるべきかどうかが問題になった。彼は有名であったが棘のある人物で，農業省では，彼が農業部門における抗生物質使用に強硬姿勢を取り，農業経営者に責任があると主張しているのを知っていた。農業界が委員会からアンダーソンを締め出したいと望んでいるのは明らかで，最終的に彼は委員会から除外されることになった。しかしこの決定に研究者たちは腹を立てた。批判を和らげるため，委員会はアンダーソンと同様に有名な科学者で，かつ穏健な人物として知られるマイケル・スワンを委員に選任した。

スワンは細胞生物学者でありエジンバラ大学の副学長だった人物である。委員会は彼の名を取ってスワン委員会と呼ばれた。スワン委員会は1968年夏に発足し，農業部門における抗生物質の使用について調査を開始した。委員会では抗生物質を，感染症の治療と感染症の発生を抑えるための高用量の抗生物質と，家畜の成長を促進するための低用量の抗生物質（つまり，食肉の生産量を高めるために使用される薬）の二つのカテゴリーに分類し，最初のカテゴリーに属する抗生物質の使用法については特段の問題はないと判断した。委員会が注目したのは第二カテゴリーに属する低用量の成長促進用の抗生物質で，かつ，人間の健康にとって重要なものに限られた。患畜用および農業用に限定された抗生物質には注意が払われなかったのである。委員会がまとめた推奨事項はアンダーソンが求めていたほど踏み込んだ内容のものではなかった。特にアンダーソンが不満に思ったのは，委員会が抗生物質の予防的使用（病気の予防策として抗生物質を使用すること）に対し，何の対応も取らなかったことである。ただし，委員会は最終的に一つ大胆な推奨事項を発表した。それは成長促進剤としてペニシリンとテトラサイクリンを使用することを禁じることであった。

スワン報告書は1969年11月に発行された。その6カ月後，エドワード・ヒース首相が率いる新政府が発足した。新政権ではこの推奨事項を実行に移し，ペニシリンとテトラサイクリンを成長促進剤として使用することが禁止された。

しかしこれには重大な抜け道があった。工業型農場の側に立つ獣医師や，農業界と結びつきをもつ獣医師らが依然としてペニシリンとテトラサイクリンを処方していたのである。農家では，これらの薬を，予防的使用を装いつつ成長促進剤として使用していた。イギリス政府によって，新たな規制を実施するために委員会が設置されたが，抜け道があるためにこの規制は政府が期待したほどの成果を上げることができなかった。さらに，畜産業界は薬剤耐性の発生情報を政府に伝える義務がなかった。

このようにスワン報告書は失敗には終わった。しかしこの報告書は，政府が特定の抗生物質を家畜の成長促進剤として使うこと禁止するという初めての取り組みにつながった。世界の国々がこの取り組みに注目し，オランダ，ドイツ，チェコスロバキアが独自の法律をつくってイギリスに続いた。またその後の10年間で，イギリスで家畜に使われた抗生物質の量は半減した。しかし，月日がたつに連れ，古い慣習が徐々に復活し，1978年には工業型畜産農場で使用される薬の量は，10年前にアンダーソンが警告を発していた頃の量を超えてしまった。

他の国々が実施した同様の政策は，結果的に政治的な支持を得ることができなかったが，アメリカほどその失敗がはっきり浮き彫りになった国はなかった。アメリカではFDAがスワン報告書の内容と類似する戦略を取り，少なくともテトラサイクリンとペニシリンが工業型農場で使用されるのを抑制しようとしたが，これは強硬な反対にあった。反対者には科学者や有力なロビイストが名を連ねていたが，一番大きな反対勢力は動物衛生研究所（Animal Health Institute：AHI）であった。AHIは工業型農業を促進することを目指して1941年に設立された機関で，畜産と工業部門につながりのあるアメリカの製薬会社と強く結びついており，FDAに反対するよう議員に効果的に働きかけるためのありとあらゆる手段をもっていたのである。

AHIはリスクを承知のうえでどこかに研究を委託し，抗生物質を成長促進剤として使用することは農業にとっても有用であり，経済面でも不可欠であることを完全な形で証明することで，一挙にこの問題を解決しようとした。AHIは比較的若いスチュアート・レヴィという名の臨床研究者にこの研究を委託することにした。

当時タフツ大学に在籍していたレヴィは，すぐに研究に取りかかり，ボストン郊外の農家に研究への参加を呼びかけた。彼は豚や牛に比べて大幅に成長が早い鶏に焦点を絞った。レヴィは一つのグループには抗生物質を与え，もう一つのグループには与えない対照実験を行った。彼は両方のグループから糞を集め，それぞれの腸内細菌の薬剤耐性を調べた。ごく数日のうちに，抗生物質を与えられた鶏の腸内細菌が変化し始めた。耐性をもたない細菌は死滅し，耐性のある細菌は繁殖していた。2～3週間で，状況はさらに悪化し，抗生物質をまったく与えられていなかった鶏も腸内に耐性細菌をもつようになった。さらに2～3週間後には，すべての鶏の腸内には飼料に入っていない抗生物質も含め，多くの抗生物質に耐性をもつ細菌が存在するようになった。

レヴィはAHIが期待していた内容と正反対のことを証明し，1976年に研究結果を発表した。これは，家畜の飼料に抗生物質を混ぜることで薬剤耐性が横方向にも，また食物連鎖を通して縦方向にも伝達されることを示す世界で最も決定的な研究であった。科学者たちは感銘を受けレヴィに注目したために彼の名声は高まった。その後もレヴィは先駆的な研究や仕事に身を投じ「抗生物質を慎重に使用することを目指す協会（Alliance for the Prudent Use of Antibiotics：APUA）」を設立した。これは抗生物質の乱用に起因する危険に対し，科学的証拠を提供する頼もしい機関となった。科学界は，抗生物質の乱用が人間の健康に有害であることを示す強力な臨床的証拠と公衆衛生上の証拠が示されたことを強く歓迎した。

一方で，政府，政治家，規制当局，畜産業界はこの成果にさほど感銘を受けなかった。FDAの規則が変わることはなく，イギリスのマーガレット・サッチャーとアメリカのロナルド・レーガンの政権はどちらも保守的で，新しい規制をつくることに関心を示さなかった。動物衛生研究所（AHI）は自らが資金を提供した研究の結果を無視し，人体に害を与える確たる科学的証拠はないと引き続き主張した。企業の姿勢もほとんど変わらず，わずかにマクドナルドだけが，人間にとって医学的に重要な抗生物質を使用していない食肉生産者からのみ食肉を調達することを発表した。このように規制に反対する勢力と規制を推進しようとする勢力が存在するなかで，政府の対応は遅れを取っていた。

アメリカにおける抗生物質使用規制の動きがこれまでの慣行や企業の権益によって妨げられる一方で，レヴィのような科学者は薬剤耐性はどのように広がるかを明らかにし，ホームズのような医師が既存の抗生物質を効果的に使用する方法を発見した。こうした発見がなされたことは，難しい局面のなかにも希望があることを示している。事実，薬剤耐性問題解決に向けての新たなアイディアが，その後も継続的に登場することになる。次章でご紹介する，スカンジナビア半島発の独創的なアイディアもその一つである。これは大量のデータを広く使えるようにすることで，臨床医や獣医による慣行の改善を目指すものであった。このアイディアは間もなく世界を変えるモデルとなっていくのである。

第19章　ノルウェー産の鮭

ノルウェーがナチスの占領下に置かれたとき，トゥール・ミズヴェットはまだ幼い少年だった。彼の父，カーステン・ミズヴェットはノルウェー海軍の士官であると同時に発明家でもあった。1938年11月，カーステンはベルリンを訪問していた。ノルウェーよりはるかに産業が発達していたドイツで，彼が考案した新しいレーダーアンテナについて話し合うためである。彼は軍内のつてをたどって，自分が設計したアンテナを売り込むためのミーティングを行おうとしていた。こうして彼は，11月8日に起きた「水晶の夜」を目撃することとなった。水晶の夜とはドイツ全土に及んだユダヤ人への迫害で，カーステンは国家がこうした暴力と無法状態を容認していることに胸を痛めると同時に恐怖を感じた。彼はドイツにこれ以上留まることも，ナチスに協力することもできないと判断し，翌日にはノルウェーに引き上げてしまった。戦争が激化するなか，カーステンは自分がナチスに捕まることがあれば投獄され，そしておそらくは殺されるだろうと感じていた。ミズヴェット一家はカーステンを守るため，爆弾や兵士を避けながら村から村へと移動し，ついにナチスの手から逃れることができた。

トゥールの叔母や叔父など，親族のなかには不幸にもナチスに捕られ強制収容所に送られた者もいた。

トゥール・ミズヴェットが初めて抗生物質と関わりをもったのは，戦争直後に彼の父，カーステンが重度の連鎖球菌感染症に全身を侵されたときのことである。カーステンが回復する見込みはほんのわずかであったが，医師が1週間毎日ペニシリンを注射した結果，奇跡的に命を取り留めることができたのだ。しかしなぜこの奇跡が起こったのか，その理由を知ったのはカーステンが退院するときのことだった。担当医師は海軍病院から退院するカーステンに，彼がノルウェー人として初めて合計で約0.5gとなる100万オックスフォードユニット（ペニシリン開発初期にオックスフォードのダン病理学研究所で考案された測定単位）のペニシリンを与えられた患者であったことを教えてくれたのである。初めてペニシリン治療を受けた患者，アルバート・アレクサンダーに投与されたのはわずか200オックスフォードユニットで，彼は一時的に回復したものの命を取り留めることができなかった。それに対しカーステンは1週間で完全に健康を取り戻すことができたのである。

トゥール・ミズヴェットが医学部を卒業した1950年代，抗生物質耐性の問題は次第に表面化してきてはいたが，対策らしい対策は取られていなかった。オスロの国立病院の細菌学研究所で働き始めたミズヴェットは，臨床サンプルが抗生物質に非耐性か耐性かを測定するために臨床医が使用する診断ディスクを標準化する仕事を任された。臨床サンプルのほとんどは，尿路感染症を検査するために病院の女性患者から採られた尿サンプルで，ミズヴェットの主な仕事は患者が標準薬に耐性があるかどうかを評価し，もしそうならば，どの薬が治療に最も効果的かを判断することであった。

この仕事の一環としてミズヴェットは，1960年代初期にスウェーデンの製薬会社アストラが開発した新薬，アンピシリンの評価を依頼された。細菌の細胞を培養して標準診断ディスクを使ってアンピシリンをテストしたところ，結果は期待に反するものであった。アンピシリンは迅速かつ均一に細菌を死滅させるはずであったが，ミズヴェットが目にしたのはそれと正反対の現象で，アンピシリンは効果を発揮することもあれば，まったく効果を発揮しないこともあった。ミズヴェットは薬の有効性が細菌サンプルの酸のレベルに左右されているかどうかを調査した。また彼はアンピシリンをグラム陰性の大腸菌に適用したところ，その大腸菌は常に耐性を示すことにも気づいた。こうした反応が新薬に起こることはめったにないので，彼は何度も検査を繰り返したが，結果は毎回まったく同じであった。

ミズヴェットはこの結果をまとめ，ノルウェーの科学誌に送るとともに，アストラへも送った。するとすぐに，アストラの地元の研究部門責任者が彼に電話をかけてきて食事に誘った。食事の席で研究部門の責任者はミズヴェットに，「研究を物資両面で全面的にサポートするので，アストラで働く気はないか」と尋ねた。問題は，アストラがミズヴェットの知見が正しいかを確認するまでは，今回の発見の公表を取りやめて欲しい，という点だった。

水晶の夜を目撃したミズヴェットの父は，ただちにノルウェーに引き上げた。それと同じ倫理的直感で，ミズヴェットはアストラの申し出を断った。そのためその後の数年間，彼とアストラとの関係はギクシャクしたものになった。特にアストラの本拠地であるスウェーデンで博士号を取得するため，名門カロリンスカ研究所にミズヴェットが滞在していた頃は，その関係は緊張状態にあった。

1970年代はじめ，博士号を取得したミズヴェットはオスロへ戻り，オスロ大学病院（RIKSとしても知られる）で働くことになった。ここでも彼の任務は，細菌のサンプルを検査し抗生物質に対して非耐性か耐性かを調べることであった。これは非常に骨の折れる作業で，しかもせっかく積み上げられた情報のほとんどはほかに利用されることなく検査室内に留まっていた。当時のノルウェー国内には効果を失った薬を監視し，そのことを人々に知らせる大規模なシステムが存在していなかった。

そんなとき，病院に大型IBMコンピューターが導入されることになった。このコンピューターはデータ保存にパンチカードを使用するタイプのものだった。このときミズヴェットの頭にアイディアがひらめいた。このコンピューターにサンプルの分析結果を保存したらどうだろう？　ミズヴェットがコンピューター部門の責任者と話したところ，責任者は乗り気だった。ミズヴェットは若い学生に手伝わせ,病院中の臨床サンプルを集め,病院にあった13種類の薬を一つひとつ適用してテストしていった。彼はそれぞれの薬に対する臨床サンプルの検査結果を，非耐性，やや非耐性，やや耐性，耐性と，ラベルづけし，さらに病原菌を死滅させるために必要なMICレベル(最低必要投与量)を記録した。ミズヴェットがこうしたデータを研究室から彼の学生に送信し，その学生がコンピューターにデータを入力するという形で，毎日何十もの記録がコンピューターに蓄積されていった。ミズヴェットらは薬剤耐性感染症の拡大を抑えるため休みなく作業を続け，これらのデータをオスロ大学病院内で誰でも自由に利用できるようにした。こうすることで，全員が薬剤耐性感染症の動向を把握し，また薬が効果を発揮するためにどれだけの投与量が必要かを確認することができた。1980年までに，なんと5万5000のサンプルがコンピューターに入力されていった。

このプロジェクトが始まって数年すると，このシステムは情報の宝庫となった。ところがある日，ミズヴェットはコンピューター部門の責任者から電話を受けた。コンピューターに問題が起こって，なんとこれまで入力した彼のデータがすべて消えたというのである。

ミズヴェットは愕然とした。彼はこの先進的なプロジェクトに全身全霊をかけて打ち込んでいたのである。彼が構築したようなデータ収集と組織化の取り組みを行った国はまだほかになかった。このできごとがもたらす影響は即時的であり,データが消えたことによる損失は計り知れなかった。

ミズヴェットはやるせない気持ちでコンピューター部門の責任者に,「何年にもわたって集めたパンチカードをどうしたらよいですか？」と尋ねた。彼はコンピューター内部の仕組みをほとんど知らなかったが，研究者として几帳面にデータを保管してあったのである。「パンチカードですか？」責任者は聞き返した。「オリジナルのパンチカードを取ってあるということですか？」ミズヴェットはもちろん一つ残らずデータを保管していた。コンピューター部門の責任者は興奮を抑えることができなかった。ミズヴェットが本当にすべてのパンチカードを保存しているのなら，人手さえあれば，データをそっくりそのまま再現できるからであった。

そう言われて，ミズヴェットは信じられない思いだった。その後，データを収集したときと同じ強い決意の下，コンピューターアーカイブが再現されることになった。ミズヴェットと学生たちは数カ月をかけて，データベース全体を再構築し，記録のほとんどを復元したのである。

1980年代はじめまでに，ミズヴェットが構築したデータの収集，分析，情報共有プログラムはオスロ大学病院やほかのノルウェー全土の施設で利用されるようになった。その結果，ノルウェーでは抗生物質耐性の全容がつかめるようになり，このシステムはその後何十年にもわたり，ノルウェー政府による抗生物質の処方管理政策の策定に大きな役割を果たすことになった。

ミズヴェットの母国ノルウェーは，上質の鮭の産出国として世界的に知られている。そうした鮭のほとんどはノルウェーで養殖されたものだ。ボストン郊外の筆者の自宅近くにある食料品店では，一年中このノルウェー産の養殖鮭を置いている。ミズヴェットはこの鮭産業の拡大にも，ある役割を果たすことになる。工業型食肉産業に抗生物質が使用されるせいで薬剤耐性の脅威が高まっていたが，アメリカ全国，そして世界中の国々の食料品店で売られている鮭は，そうした脅威から鮭を守るために開発されたワクチンのおかげで店頭に並べられているのである。

私たちはノルウェーの鮭産業が大きく成長するのを見てきた。これは1980年代に現代的な養殖場が出現したことで始まった動きである。通常の養殖場の場合，海のなかに複数の大きな円形のケージが隣り合わせに並べられている。直径10mほどのケージもあるが，サッカー場の半分くらいの大きさのものもあり，その深さは横幅と同じくらいである。これらのケージには,最大10万匹の鮭を収容できるネットが備えられている。またもっと大きなケージになると，25万匹近くの鮭を収容できるものすらある。

魚の養殖業が盛んになるに連れ輸出も盛んになったが，それと同時にフルンケル症とよばれる恐ろしい病気が蔓延するようになった。ノルウェーの養殖業者は，自らの生活と鮭を守るために魚の餌に直接抗生物質を混ぜ込んで予防的に使用するようになった。

魚の養殖業の規模が拡大すると，それに伴って抗生物質の使用量も増加し，1980年代の終わり頃には抗生物質を餌に混ぜるのにセメントミキサーを使うほどになった。ミズヴェットはこの状況を憂慮していた。彼の長年の研究と緻密なデータベースを踏まえると，この方法は水路，環境，そして国民に大きな影響を与えるものであることが予測されたからである。

1980年代半ば頃から彼はこのことを国民に公表し始めた。政府の関係部署からデータを入手してみると，ノルウェーでは，人に処方される年間の抗生物質が24tであるのに対し，鮭には48tの抗生物質が使用されていることがわかった。人間に使用される分量の2倍の抗生物質が鮭に与えられているという事実は驚くべきことであった。さらに懸念されたのは，魚のケージに直接投入された「抗生物質で強化された」魚の餌が，周囲の水に流れ込んでいることがわかったことである。ミズヴェットはノルウェー政府に対し，環境と人の健康を守るため何らかの対策を取ることを求めたが，鮭養殖は収益性の高い事業で主要な税収入の一つであるために，政府の反応は鈍かった。また彼は養殖関連のロビイストや養殖業者と強いつながりをもつ獣医師から激しい反発を受けた。

1989年，ミズヴェットと志を同じくする科学者たちは，ノルウェー放送協会（NRK）という，思いがけない組織から助太刀を得ることになった。NRKのローカル局が抗生物質と魚の養殖に関するドキュメンタリーを製作したのである。ドキュメンタリー制作グループは，養殖場の底が抗生物質の過剰使用によって黒くなっている様子をビデオに収めた。次に彼らは養殖場から遠く離れた水流からサンプルを集め，そこの魚にも高レベルの抗生物質が含まれていることを発見した。しかしわかったのはそれだけではなかった。魚を食べた鳥，あるいは，水面に浮いている抗生物質入りの魚の餌を食べた鳥も抗生物質の影響を受けていることが判明したのである。

この番組は大きな反響を呼んだが，ノルウェーでは公共放送で一度放送されただけであった。工業型養殖業の有力者たちが激怒したためである。彼らは，養殖業への脅威は漁業全体の，ひいては国の経済への脅威だと主張した。政府がNRKに番組を再放送しないよう伝える事態となり，プロデューサーは爆弾による匿名の脅迫まで受けた。

しかし，抗生物質を取り巻く流れは変わりつつあった。番組からの情報，薬剤耐性についての新たなデータ，そして人々の認識の高まりが合わさって対策を求める声となり，養殖業界が抑え込めないほど大きなうねりになったのである。養殖業者は，悪い印象を与えまいと調査を拒めば拒むほど，かえって反発が高まることに気がついた。

しかし養殖業者らは科学によって救われることになる。養殖業者が抗生物質の乱用に対する懸念の高まりを抑えきれなくなった頃，フルンケル症を予防し，抗生物質の予防的使用を削減することのできる新たな養魚場用ワクチンが開発されたという朗報が届いたのだ。ワクチンは自動化された手順で魚の腹に注射していく形のもので，これは養殖業者，養殖産業，国の経済にとって神からの恵みといってよかった。1994年までにワクチン接種は普及し，ノルウェーでの抗生物質使用は激減した。

このノルウェーの事例は，抗生物質と食肉生産について議論がかわされる際には必ずといっていいほど取り上げられる話題であり，ミズヴェットはこの問題を人々に知らしめた科学者として称賛された。彼は現在，大量のデータを収集，作表，分析し，それを基に監視モデルを構築した先駆的存在として広く認識されている。彼は志を同じくする科学者を一人ひとり連帯の輪に加えていった。そして政府はもとより製薬業界がミズヴェットの意見やデータに注意を払わなかった時期にも，粘り強く政策や慣行の変更を求めた。真実はミズヴェットの側にあり，政府もついには彼の意見を無視することができなくなった。こうして彼の断固たる姿勢は報われたのである。2018年，84歳のトゥール・ミズヴェットは度重なる微生物学への寄与と国民への奉仕に対し，ノルウェー王室よりノルウェーで最高の国民栄誉賞である聖オーラヴ勲章第一級騎士章を賜ったのだった。

第20章　パースよりシドニーに近い場所

1992年，四輪駆動のトヨタ・ランドクルーザーに乗った研究者の一団が，パースから西オーストラリア州の北端にある先住民の集落へと向かっていた。彼らが訪れようとしているのはパースから優に3200km以上はある場所で，いくつかの集落に至ってはパースから見て大陸の反対側，東海岸にあるシドニーへいくよりもさらに遠いところにあった。東海岸のニューサウスウェールズ出身の微生物学者ウォレン・グラブは，1957年以来パースを拠点に研究活動を行ってきた。彼はカーティン大学の科学者グループのリーダーとして，これから大きな新発見をしようとしていた。

グラブの研究グループは，ブドウ球菌感染症を研究対象としていた。そのためもあって，西オーストラリア州保健局は，彼らが行う「遠隔地に住む人々のメチシリン耐性黄色ブドウ球菌（MRSA）の調査」に助成金を出していた。パースの病院に来る人々のMRSAの状況についてはある程度情報があったが，州の北端部や東側に住む人々の状況ついてはあまりわかっておらず，情報収集が必要だったのである。東海岸の病院ではこのブドウ球菌株による院内感染が繰り返し発生しており，当時西オーストラリア州の医療関係者は，自分の州の病院が同じ事態に陥るのを避けたいと切に願っていた。

幸いなことに，西オーストラリアの病院は地理的にほかの地域から隔絶していることもあり，今のところそうした問題は発生していなかった。西オーストラリア州はその名が示すようにオーストラリア最大の州で，その面積は約260万km^{2}におよび，アメリカのアラスカ州とテキサス州を併せたくらいの大きさに相当する。州都パースは世界で最も孤立した都市の一つである。一番近くにある同規模の都市としてアデレードが挙げられるが，そのアデレードでも約2700kmの彼方にある。西オーストラリア州の260万の人口のうち85％近くがパースおよびその近郊に住んでいた。

グラブの研究室はMRSA調査で中心的役割を果たしていた。王立パース病院の微生物学者，ジョン・パーマン博士が調査に協力的で良好な関係を築けていたこともあり，グラブの研究室は専門的ノウハウを確立することができていたのである。州の保健局はMRSA株の分類のため，グラブの研究室にすべてのMRSA株を送ることを義務づけていた。王立パース病院はMRSAサンプルをグラブに送り，研究室ではそれらを検査してタイプ別に分け，感染症を抑制するための情報を積み上げるのである。ねらいはMRSAのデータベースをつくり，菌株を特定して情報を管理することにより，西オーストラリア州の病院で感染が広がるのを防ぐことであった。

そうするうちに国内でも有数のMRSAデータベースができあがった。このためグラブの研究室にはMRSAの型を特定して欲しいという依頼が日々寄せられるようになり，時にはオーストラリアでまだ発見されていなかった菌株を発見したことさえあった。この見慣れない菌株は，パースから見て地球を半周したところにあるテキサス州ヒューストン市から提供された菌株型に合致していることがわかり，元をたどっていったところ，ヒューストン出身の二人の船乗りがもち込んだものであることが判明した。

二人の乗っていた船が西オーストラリア州南部に入港したことがあり，彼らはアメリカへ帰国してすぐにMRSAを発症していたのだった。

しかしこうしたこととは別に，気になることが起こっていた。研究グループは州の北端にあるキンバリー地域の患者のMRSAサンプルを受け取ったのだが，これらの菌株はデータベースにあるどの菌株とも似ておらず，この菌株を完全に特定することができなかった。パースにいたのでは，この謎を解明することができないかもしれない。そこで彼らは内陸部へ向かい，まばらに点在する孤立した地域を訪問して菌株の情報を集めることにした。しかしグラブは，そうした地域では決定的な発見に必要な協力が十分得られないかもしれないと思った。謎を解明するには患者の病歴を収集することが不可欠であったが，そのためには，地域側から完全な参加と信頼を得ることが必要だったのである。幸運なことに，先住民の健康事情に詳しいマイケル・グレイシー博士が協力してくれることになった。

グレイシーは評判の高い臨床医で，西オーストラリア州で長く先住民の研究を続けてきた。彼は1971年にキンバリーに出向き，1カ月間にわたって健康問題についての現地調査を行ったのだが，その際子供の間で下痢と栄養失調が蔓延しているのを目にし，大きな衝撃を受けた。以来20年にわたり，彼は白人のオーストラリア人と先住民の間の健康格差の背景にある社会経済的要因と臨床課題を理解するために，大規模な研究を行ってきたのである。

グレイシーはグラブが現地入りする前にキンバリーに飛び，グラブの現地調査を手伝ってくれる地元の住民を2～3人雇うとともに，グラブがサンプルを集め患者の病歴を記録することができるようにはからってくれた。グレイシーの支援がなければ，グラブの研究グループは地元の人々の協力を得ることができず，彼らの協力なくしては，グラブらはこれほどタイムリーな発見をすることができなかったであろう。

研究グループは，キンバリーの諸地域で綿棒を使って鼻，喉，皮膚からサンプルを集めた。しかしサンプルの収集は調査のほんの入り口にすぎず，これをどう処理するかという問題が残っていた。これらのサンプルを無事にパースへ届ける手段が確定しているわけではなかった。しかし，幸いなことにオーストラリア独自の解決策が存在したのである。研究グループは，オーストラリアで高い評価を得ているロイヤル・フライング・ドクター（RFD）に援助を求めることにした。

ロイヤル・フライング・ドクター（RFD）は約100年前，まだ飛行機が一握りの特権階級の人々のものだった時代に，ジョン・フリン牧師によってクイーンズランド州に創設された，世界で初めての救急飛行サービスである。オーストラリアでは，遠隔地に集落が点在することやその地形のために，医療上の緊急事態に対応することが非常に困難だった。しかし当時の二大発明であるラジオと飛行機を融合させたこのサービスによって，こうした医療問題を解決するハイテクソリューションが生まれたのである。グラブと研究グループがRFDの助けを借りようとした頃には，RFDは高い評価を受けるようになっていた。この救急飛行サービスは，既にオーストラリアの医療の発展に大きく寄与していたのだが，グラブの研究に関わったことで，さらにもう一つ重要な役割を果すことになった。

研究グループがパースに戻り現地で集めたサンプルを分析したところ，それらが以前キンバリーから研究室に届けられたMRSA株と一致すること，そしてパースの病院の菌株とは異なることがわかった。キンバリーやグラブらが調査した地域から集められた菌株は，まだ世界のどの地域でも存在が報告されていないもので，遺伝子的にも異なっていた。これらの菌株のプラスミドと耐性パターンもグラブが見てきたオーストラリアのほかの地域のものとは異なり，また世界のものともまったく別物であった。更に特異であるのは，これらのMRSAサンプルを採った人々に一度も入院歴がなかったことである。MRSAはこのときまで院内感染症であると認識されており，入院歴をもたない人に見られるものだとは考えられていなかった。

この新たなMRSA株の登場によってさらなる疑問が生じた。この現象は遠隔地にあるほかの先住民居住地域でも起こっているのだろうか？　これを調べるには，西オーストラリア州でいまだかつて行われたことのない規模での調査が必要だった。グラブが計画書を作成してオーストラリア国立健康医学研究評議会に提出したところ，助成金の提供を受けることができた。その後グラブらは西オーストラリア州保健局とRFDの支援を受け，7年にわたる調査を行った。グラブの研究グループは州内を縦横に移動し，キンバリー地域から遠く離れた地域に住む先住民の調査をしつつ，その合間にパースに立ち寄っては分析を行った。彼らは州の東側にあるワーバートン山脈，州の中心部にあるピルバラ，そして大小さまざまな地域からサンプルを採取してまわった。住民が4人しかいない地域もあれば，数百人の地域もあった。MRSAが彼らの環境内でどのように発生しているかを経過観察するため，一部の住民からは複数回にわたってサンプルが採取された。その過程でグラブらは，先住民と長く関わってきたグレイシーのような医師たちに何度も助けられたのだった。

グラブらはどこへいっても患者の病歴をノートにメモし，その地域で抗生物質が使われたことがあるかどうかを重点的に確認していった。そうするうちに少しずつ，今までのMRSAに対する認識を覆す事実が見えてきた。研究グループが菌株を慎重に分類し，それらを患者の病歴と結びつけた結果，薬剤耐性がどのように発生するかについての既存の理解を根本的に変える事実が明らかになったのである。

その発見は不吉なものであった。彼らは院内感染型MRSAの双子の片割れともいえる市中獲得型（community acquired：CA）を発見したのだった。グラブが「MRSA は病院だけではなく，人々が普段生活する市中でも発生しうる」と結論を下したことは，世界中の科学者や医療関係者をおののかせた。

第21章　社会的階級に限定されない私たち全員の問題

二つの抗生物質，トリメトプリムとスルファメトキサゾールを組み合わせたセプトランは，筆者が子供の頃いつも家においてあった常備薬であった。そのピンクのシロップ薬を，熱があるときには大さじ一杯，喉が痛いときには小さじ一杯飲んだものだ。シロップには風船ガムの香りやその他の添加物が加えられていて甘く，またこの薬を飲むときには学校を休めることも多かったので，セプトランに悪い印象はまったくなかった。大きくなってこの香りつきのシロップを卒業した後も，この薬はいつも台所の左から二番目の棚に置いてあった。のちに知ったのだが，セプトランは子供向けのピンクのシロップとしてだけではなく，青いパックに入った白い楕円の錠剤としても売られていた。

この薬を手に入れるのに処方箋は必要なく，お金さえあれば誰でも薬局で買うことができた。筆者の家は中産階級に属していたが，家に薬を常備していることは，中産階級家庭であることの証の一つでもあった。

あれから30年経った現在も，パキスタンの薬事情はほとんど変化していない。筆者がかつて暮らした地域に古くからある薬局では，現在ブランド薬とジェネリック薬，つまり国際的な製薬会社がつくったブランド薬と国内でつくられた薬の両方を扱っている。薬価はさまざま，品質もさまざまだ。しかし，これらの薬を買うのに処方箋がいらないのは，今も昔も同じである。

抗生物質には功罪両面があり，場合によっては罪が功を上回ることがある。筆者の親戚には医師が多いのだが，我が親戚も含め地元の医師は抗生物質を処方する側として，こうした抗生物質問題の一端を担っているといえる。患者が熱を出したり，喉が痛かったり，歯に痛みがあったりすると，かかりつけの医師はすぐに抗生物質を処方する。こうした際のやり取りが電話で行われることもある。また感染症が細菌によるものかを判断するための検査が行われることもない。さらに問題なのは，前述のホームズ医師がフィリピンで目にしたのと同様に，患者が処方箋なしで薬局にいって抗生物質を買うことができる点である。薬局側としても商売であるから薬を積極的に売りたいという事情がある。

パキスタンやほかの発展途上国で抗生物質が多くの人の手に届く薬になったのは，ブランド薬の特許が切れ，新たなジェネリック薬が市場に出回るようになった1960年代のことである。当時低所得国や中所得国の薬のほとんどは輸入品であったが，1970年代になると，いくつかの発展途上国において，国内製薬会社の規模の拡大や薬の生産量の増大が見られるようになった。インドの製薬業界は，1970年に新しい特許法ができたことで大きな恩恵を受けることになった。政府が特許を製品そのものではなく製造プロセスに適用したことで，まだ特許の切れていない薬を国内の製薬会社が生産できるようになったからである。インドの製薬会社は，製造プロセスが異なってさえいれば，国際的な製薬会社がつくっているのとそっくりな薬をつくることが可能になった。

インドの製薬会社は，先進国で売られている薬と同じものをつくるためのプロセスを見つけだそうと，「リバースエンジニアリング」を開始した。特許法が変更されたことで，国際企業が特許の侵害でインドの製薬会社を訴えるのは非常に難しくなった。インドの製薬業界の急成長により薬の供給量が増え，それに伴ってインドだけでなくほかの国の薬価もより手頃なものになった。また世界のほかの国々では，国内の製薬会社だけでなく国際的製薬会社さえも売上を伸ばそうと処方箋医薬品関連法に抵抗を示すことがままあった。

このように抗生物質がどこでも手に入るようになったこと，比較的値段が手頃であったこと，そして規制がゆるく取り締まりが徹底されていなかったことが原因で，多くの中産階級家庭が戸棚に抗生物質を取り揃えることが当たり前になっていったのだった。

しばらくするうちに，筆者の家では抗生物質の量を二倍にしなければならなくなっていることに気がついた。大さじ一杯でよかったセプトランが，大さじ二杯に増えた。これは筆者の家庭に限ったことではなく，市内の誰もが経験した現象で，我が家に比べてはるかに貧しい人々も同様の問題に直面していた。

パキスタン，イスラマバードの筆者の家からそう遠くないところに，フランスコロニーと呼ばれるスラム街がある。このスラム街の名は，以前そこにフランス大使館があったという歴史的な経緯からつけられた（大使館はのちにより安全な土地へ移った）。現在フランスコロニーに住む大多数の人は，フランスという裕福な西ヨーロッパの国に住む人々とは対照的な生活を送っている。

フランスコロニーは市街地にあり，経済拠点の一つとして栄えている場所にも近い。しかしそこに住む人々はパキスタンで疎外されているキリスト教徒であり，しばしば政府やイスラマバードで多数派を占めるイスラム教徒から標的にされ，迫害され，不当な扱いを受けてきた。フランスコロニーでは日常的に飲み水に下水が混入し，これが病気の発生源になっている。こうした貧しい家庭で幼い子供が感染症にかかった場合，筆者の家庭でもそうだったように，まずは処方箋のいらない常備薬やセプトランのような薬を飲ませることになる。そしてこれが効かなければ，子供は患者でごった返している近所の病院に連れていかれるのだが，この病院は患者を助けるために必要な人手や医薬品が不足していることが多い。

サヒバ*はフランスコロニーに長く暮らしながら，街の裕福な家庭でメイドとして長時間労働をこなしてきた。筆者がサヒバに出会ったとき，彼女は感染症で赤ん坊を亡くしたばかりだった。近所の病院の医師は赤ん坊の感染症を治療するために抗生物質を試したが，どれも効果はなかった。医師たちは，サヒバが不衛生な環境に赤ん坊をさらしたことを面と向かって，あるいは暗に非難した。しかしサヒバが子育てをするにあたってこうした環境を自力で改善することは難しかった。またフランスコロニー周辺の裕福な地域にある製薬会社は，抗生物質をせっせと販売しては，イスラマバードの家庭の薬棚を抗生物質でいっぱいにしていくのだった。

サヒバの話は決して珍しい話ではない。パキスタンの薬剤耐性率は驚くほど高い。そしてこのことは最終的に私たち全員に影響を及ぼす問題である。筆者は子供時代，鼻水が出たからと，セプトランをひとさじ飲むことが問題だとはつゆほども考えていなかった。むしろ，病気が悪化する前に先回りして抑え込んでいると思ったものだ。薬剤耐性の問題について話してくれる人はいなかったし，抗生物質はいつも手元にあり効いているようであったし，少なくとも効いていると筆者は感じていた。筆者は宗教的にも人種的にも主流派に属していて恵まれた環境に暮らし，きれいな水や十分な衛生設備を利用することができた。同じ社会のなかでも，サヒバの生活環境は劣悪で，筆者や周囲の人たちは恵まれた環境で暮らしていたのだ。サヒバや彼女の子供たちを脅かすこうした感染症は深刻な問題ではあったが，その地域の差し迫った貧困事情を考えれば，回避することは難しかった。

サヒバやフランスコロニーに暮らす人々は，エリートたちから病気を振りまく存在としてよく非難されたが，病気の本当の原因は，極度の貧困を生み出した社会体制と，機能不全に陥って衛生や国民の福祉を優先することができていない政府であった。

当時筆者は，自分や家族の服薬習慣が感染症流行の遠因になっているとは知らなかった。しかし私たちは今，すべての人がこの問題の一端を担っていることを知っている。中産階級や富裕層の服薬習慣が抗生物質耐性の増加につながっているという事実を無視し，世界に感染症が広まっているのは貧困層のせいだと非難すればするほど，この問題を解決するのは難しくなる。また問題が常に患者側にあるのではなく，製薬会社や，製薬会社を規制すべき政府の責任であることを私たちが認識すれば，すべての人々にとって事態は好転するのではないだろうか。

パキスタンのラホール市にある別のスラム街では，サディク*という人物が，地元の保健機関が発行した報告書のなかで侮蔑的な扱いを受けていた。この報告書のなかで地元当局は，彼の父，アスラム*の死は自業自得であると非難していたのである。彼の父は，自分や友人が唯一購入可能な快楽を得るためのドラッグ，咳止めシロップを飲み，その後亡くなったのだった。アスラムはここ数年この習慣を続けていた。毎週末，彼は同じスラムの仲間と集まっては，咳止めシロップを1本回し飲みした。屋台で買った油っぽい簡素な食事，1本の咳止めシロップ（大量に飲むと穏やかな幻覚作用がある），たまさかのトランプ。これが彼らにとって週に一度の楽しみだった。この集いが終わると各自家に帰って眠り，薬の酔いをさまし

*プライバシー保護のため，仮名とした。

て翌日にはまた働きに出るのだった。

しかしサディクの父は，帰宅し夕食を食べて寝たあと，今回に限っては目覚めることがなかった。彼の仲間も同様で，12人以上が命を落とした。全員同じ咳止めシロップを飲んだ人々だった。パキスタンでは少し前にも品質に欠陥のある心臓血管薬のために200人以上が亡くなった事件があり，政府はさらに悪評が立つのを恐れて，薬の品質ではなく咳止めシロップを飲んだ行為そのものを非難した。サディクは怒りを覚えた。政府はなんら責任を取ることなく，アスラムと彼の仲間が亡くなったのは，自らの落ち度であると発表したからである。

州の保健局長は亡くなった人々について，薬の常用者だったと述べた。彼らはろくでなしで，墓地に住む賤民と同じ人間以下の存在である，と言う者までいた。1週間後，近隣の都市でまたしても有毒な咳止めシロップで30人以上が亡くなる事件が起きたが，このときも政府は従来の見解を変えることなく，地元の製薬業界の支持を受け，シロップに問題がないことを示す調査報告があると強弁したのだった。

サディクは政府に対し，その有害なシロップがこれらの死と無関係であることを示す証拠を公表してほしいと要求した。いくつかの新聞が彼の訴えを記事として取り上げたが，新たなできごとが日々起こるなかで，人々の関心はほかに移っていった。製薬会社に対する手ぬるい対応が続いた。

ラホール市のスラム街のそばに，グラブ・デビ胸部病院という病院が建っている。この病院名はヒンドゥー教の慈善家にちなんで名づけられたもので，熱心なイスラム教徒には気に触る存在だ。ここは国内最大の結核病院で，世界に広がる薬剤耐性菌の問題を考えるうえで重要な場所である。約1500のベッドは常に満床で，医師はMDR（多剤耐性）に苦しむ多くの結核患者の治療にあたっている。MDR結核とは，一般的に使われる一次薬であるリファンピシンとイソニアジドが効かない結核を指す。MDR結核と貧困には相関があり，実際にグラブ・デビに来る患者のほとんどは貧困層に属している。パキスタンでは結核は貧乏人の病気というイメージが定着しているが，彼らはまさしくそのステレオタイプにあてはまる存在である。

クルスーム・ビビ*はそうした患者の一人であり，1年ほど外来患者としてグラブ・デビに通院していた。彼女はサディクと同じ地域の住人で，サディクと同様貧乏だった。そしてやはり彼女も不当な扱いを受けていた。担当医師は彼女に厳しい態度で接することが多く，処方された薬が効かないのは彼女のせいだと言った。医師は彼女が治療方針に従っていないに違いないと思っていたのだ。クルスーム・ビビはそんなことはない，自分は指示を忠実に守っていると主張した。彼女は自分の受けたわずかな教育に誇りをもっており，時間を正しく計算できること，そしてもらった薬をすべて時間通りに服用したことを医師に訴えた。しかし既に次の患者へ気を取られていた医師は，彼女の言い分に耳を傾けることなく診察を終了してしまった。医師の思い込みが変わることはなかった。それは医師がよく見せる態度であった。

患者が医師の指示を守るかどうかをめぐる議論,「順守の問題（アドヒアランス）」とは次のようなものだ。抗生物質を処方された患者は決められた量を決められた期間飲まなければならない。この期間は，実験と臨床研究により導き出された，病原菌をすべて死滅させるのに必要な時間に基づいて定められている。個々の細菌によって死滅するまでにかかる時間が異なるため，回復のためには決められた期間の最後まで薬を服用する必要がある。その期間が終了する前に服用をやめると，細菌の一部が生き残り耐性をもつようになる可能性があるのである。

---

*プライバシー保護のため，仮名とした。

薬の有効成分は，医薬品有効成分またはAPIと呼ばれる。それぞれの薬は体内で異なるペースでAPIを放出する。しかし薬が十分なAPIを放出しない場合や，そもそも薬に十分なAPIが含まれていない場合，細菌はそれを全滅させることができない不十分な量の抗生物質にさらされることになる。生き残った細菌は，抗生物質がこの細菌の競合相手のほとんどを死滅させると，より自由に繁殖するようになり，ある場合にはさらに変異して，部分的な耐性から完全な耐性を示すようになる。こうして耐性菌はより強く抗生物質に対抗するようになるのである。

医師が患者に定められた期間の最後まで薬を飲むように指示するのは，そうしなければ耐性菌が発生する可能性があるためである。クルスームの医師が腹を立てたのは，このせいだった。医師はクルスームのことを，かつては治療可能だった病気を治療の難しい病気にしてしまっただめな患者だと決めつけた。さらに悪いことに，彼女の病気が薬剤に耐性を示すようになったことで，彼女は周囲の人々により強力になった病気をうつすことになってしまったのだ。

しかしこの問題を別の角度からも見てみるべきである。仮に薬の純度が50％だとしたらどうだろうか？　その場合，患者が処方されたすべての薬を飲みきっても，実際に必要な期間の半分しか薬を飲んでいないのと同じことになってしまう。患者が指示を厳格に守ったとしても，患者を治療するはずの薬のシステムが機能していないのだ。咳止めシロップがラホールの貧しい人々の命を奪ったように，問題の根源が，薬自体とそれを製造販売している製薬会社にあるとしたらどうだろうか？

パッケージに書かれた成分がその通り配合されていない薬や，不適切な製造プロセスのために品質が粗悪である薬，あるいは冷蔵保存すべきところを高温になる場所で保管しているために品質の落ちてしまった薬の存在は，多くの国で大きな問題になっている。こうした国々で事業を展開している企業は，厳しい規制や取り締まりがないため品質保証に対する手を抜いたり，品質基準を下回る薬を製造したりすることがある。サプライチェーンが各国にまたがっている場合，中国で製造された成分を使ってインドでつくった薬がケニアで売られていたりする。そうすると薬ができあがるまでの過程に誠意に欠ける当事者が紛れ込み，無防備な消費者の健康を阻害する事態に至る可能性が高まるのである。しかしグローバルな政治，よその国からの財政援助に頼る貧しい国，新たな形態による植民地主義の存在が，こうした問題が明るみに出るのを抑え込んでいる。例えば，インフラ開発プロジェクトのために中国から多額の資金提供を受けている国があったとして，その国で何か問題が起こっても政府は中国の国営製薬会社を非難することはなかなかできないだろう。貧しい国では，国民の健康を守るための人手や物資が非常に乏しく，国の医薬品供給が品質面と安全面で国際基準を満たしているかを検証することができないことも多いのである。

低所得から中所得の国々では，すべての薬のうち，低く見積もっても10%が粗悪品であるとされている。国によっては，処方箋の必要な薬や市販薬を含めたすべての薬のうち約1/3が粗悪品である場合もある。その結果亡くなる患者は世界で数十万人にのぼる。こうしたなかでも，抗生物質は最も品質基準を下回りがちな薬，またはまったくの偽物であることが多い薬である。最近までこれらの薬が薬剤耐性の要因になっているかはわかっていなかったが，現在はそうであることが明らかになっている。

ゾハー・ウェインスタインはボストン大学の筆者の研究室で博士号の取得に向け研究に励んでいた。研究を始めて1年程たった頃，彼女は特異な現象を目にした。彼女は既存の抗生物質を組み合わせてつくった新しい薬が薬剤耐性を克服することができるかを研究しており，リファンピシンと呼ばれる薬を研究対象にしていた。リファンピシンは抗生物質研究の全盛期に発見された薬で，多くの薬と同様土壌サンプルから見出されたものである。

リファンピシンは，フランス領リビエラで1957年に採取されたサンプルに由来する。この土壌サンプルは分析のためにミラノにあるルプチ製薬研究所に送られ，研究所所員のピエロ・センシとマリア・テレサ・ティンバルの二人が，そこから新しいグループに属する抗生物質分子を生成する新しい細菌を発見した。この成分がのちにリファンピシンとして知られるようになったものである。その後約10年におよぶ開発期間を経て，リファンピシンはまず1968年にイタリアで発売され，1971年にはFDAの認可がおりてアメリカでも販売されるようになった。発売後間もなく，リファンピシンは結核の主要な治療薬として使用されるようになった。

ウェインスタインは研究の過程で，この薬が比較的容易にリファンピシンキノンと呼ばれる化合物に分解されることに気づいた。リファンピシンキノンは製薬会社や規制当局によって不純物とみなされている分子である。率直に言って，リファンピシンキノンがわずかでも含まれているリファンピシンは販売すべきではない。リファンピシンがリファンピシンキノンに分解される反応はある条件下で起こることがあるが，分解を防ぐ添加物（アスコルビン酸など）が存在するのである。

リファンピシンが簡単にリファンピシンキノンになってしまうという事実がウェインスタインの注意を引き，また彼女を悩ませもした。この現象は細菌の薬剤耐性にどういった影響を及ぼすのだろうか？　彼女はリファンピシンとリファンピシンキノンの両方を体系的に細菌に適用してみた。さらに彼女は医師が処方するよりも低用量のリファンピシンを細菌に適用して，先程の「順守の問題」についても模擬実験を行った。

ほとんどの不純物は，細菌を死滅させることはないが，薬剤耐性を引き起こすこともない。これは細菌にプラシーボ（偽薬）を投与するようなものである。しかし，ウェインスタインは，リファンピシンキノンについてショッキングな現象を目にした。この不純物は薬剤耐性を引き起こすだけではなく，低用量のリファンピシンを適用したときよりもはるかに短期間で薬剤耐性を引き起こしたのである。リファンピシンキノンを含んだリファンピシンの投与は「順守の問題」よりも薬剤耐性を悪化させる要因となっていたのである。ウェインスタインは何十回もこの実験を繰り返したが，結果はいつも同じであった。

彼女はそれで研究を終わりにせず，ハーバード大学公衆衛生学部の結核専門家であるエリック・ルービンにアドバイスを求めた。彼もこの結果を問題視し，彼女の仮説を実際の結核菌とは別の，マイコバクテリウム・スメグマチスと呼ばれる細菌を使って検証することを勧めた。実際の結核病原菌を実験室で培養するには非常に時間がかかり，また大掛かりな安全措置が必要になるため，結核の研究をするにあたっては，マイコバクテリウム・スメグマチスのほうがより現実的な実験モデルなのである。ウェインスタインはもう一度骨の折れる実験を始めた。さまざまな培養菌を分離し，それぞれ用量を記録に取り，次に細菌に「治療に使われる濃度のリファンピシン」，「それより濃度の低いリファンピシン」，「不純物のみ」の三つを適用し，その反応を一つひとつ確認していった。その結果さらに驚くべきことがわかった。細菌の薬剤耐性は，ただ低用量のリファンピシンを適用したときよりも，不純物を適用した場合のほうがはるかに短期間で発生したのである。

ウェインスタインは薬の不純物と耐性の間に直接的な関連性があることを発見した。彼女はさらに一歩進んで，遺伝子レベルで何が起こっているかを確認するための実験を実施した。分子レベルの変化として，細菌に薬剤への耐性を備えさせる新たな突然変異は起こっているだろうか？　この実験により再び彼女は，今まで報告されたことのなかった新たな突然変異を発見したのである。

最後に残っていた疑問は，一度不純物にさらされた細菌に不純物を含まない適正薬を適用した場合，どのようなことが起こるかであった。ウェインスタインは不純物にさらされて薬剤耐性をもつに至った細菌を選び，これに純粋なリファンピシンを持続的に加えていった。しかし，細菌はどこまでも耐性を示し，どれだけリファンピシンを加えても細菌を死滅させることはできなかった。

これは新たな発見だった。薬剤耐性は医師が抗生物質を過度に処方することだけで起こっていたのではない。患者が治療計画をしっかり順守しなかった，あるいは不純物や分解生成物が混ざった品質基準を下回る薬を服用したということだけで起こったのでもなかった。また抗生物質が工業型食品生産に使用されていることだけが問題なのでもなかった。薬剤耐性の問題は，品質基準を下回る薬の存在と，不純物を含んだ薬が市場に出回るのを防ぐための規制システムが機能していないことにも起因していたのである。

第22章　癒えない戦争の傷

2017年11月，筆者は薬剤耐性の研究のために500万ドルの助成金獲得を目指す国際研究グループの一員として，ベイルート・アメリカン大学の研究者たちとともに2日間にわたる会議に出席していた。助成金の提供元はイギリス医学研究審議会で，彼らは野心的なプロジェクトに助成金を与えたいと考えていた。そして筆者が属する研究グループはこの助成金の最終選考に残っていたのだった。レバノン人がリーダーを務めるこの研究グループはさまざまな分野の専門家から構成されており，メンバーの出身国もフランス，スウェーデン，イエメン，ヨルダン，オランダ，イギリスと多様だった。

私たちが研究したいと考えていたのは，シリアやイラクなどの中東諸国からレバノンに治療を受けにやってくる患者たちに見られる，難治性の薬剤耐性感染症の問題だった。筆者はこの問題が深刻であることは認識していた。しかし同グループの研究者たちがこの感染症の原因を巡って立てていた仮説は，筆者には思いがけないものだった。彼らは，この感染症は15年前に起きたアメリカ主導によるイラク戦争に起因しているのではないかと考えていたのである。

2003年にイラクに対する侵攻と占領が始まって間もなく，アメリカ陸軍の野戦病院の医師らは，日和見菌であるアシネトバクター・バウマニに関連する感染症が高頻度で発生していることに気づいた。この細菌が日和見菌とみなされているのは，細菌自体は病気を引き起こさないものの，患者が肺炎や感染創などの感染症を既に発症している場合には強い繁殖力を見せるからである。この細菌は土壌，病院の壁，患者の皮膚など，どこにでも存在している。そしてひとたび条件が合うと，さっそく増殖を始めるのだ。

この感染症は難治性のものではあったが，医師らはこの細菌は抑え込める種類のものだと認識していた。

しかし，その認識通りに事は運ばなかった。アメリカの野戦病院の医師らは，細菌の蔓延というよりは，このグラム陰性菌が最も有力な抗生物質のほとんどに深刻な耐性を示していることに頭を悩ませることになった。当初わずかだった薬剤耐性の症例はその後急激に増え始め，2003年から2009年までの6年間に3300にのぼる部隊が薬剤耐性アシネトバクター・バウマニによる感染症で治療を受けた。さらに悪いことに，退役軍人がアメリカの病院にこの薬剤耐性菌をもち帰ってしまった。彼らはイラクの野戦病院に滞在後，ウォルターリード国立医療センターといったアメリカの病院で治療を受けることがよくあったからである。

長期にわたる戦争の間，アシネトバクターはイラクに駐留するアメリカ軍部隊にとって大きな脅威とみなされるようになり，イラクバクターという異名さえつけられた。この感染症は非常に深刻で，2010年には国会でこの問題についての特別聴聞会が開かれたほどであった。しかしその後アメリカ軍が徐々にイラクから撤退し駐留する部隊数が減るにつれ，軍による軍事行動も減少し，次第に薬剤耐性アシネトバクターはアメリカ軍に大きな脅威を与える存在とはみなされなくなった。しかしこの問題はイラクに引き継がれ，現地の人々を長く苦しめることになった。

アメリカのイラク侵攻はアシネトバクターの発生や流行の原因となったのだろうか？　さらに広く言えば，ペルシャ湾岸でのアメリカの戦争全般，特に2003年の紛争は，世界に薬剤耐性アシネトバクターをもたらすきっかけとなったのだろうか？

レバノンのガッサン・アブシッタと彼の同僚たちは，そうだと確信している。アブシッタはこの地域を代表する形成外科医であり，何百人もの患者が戦争で受けた外傷に苦しむのを見てきた。アブシッタの父はパレスチナ人で，キャンプデービッド合意の前に多くのパレスチナ人がしたように，カイロで医学の学位を取って医師になった。アブシッタ自身はイギリスで医学教育を受けた。彼は最初グラスゴーで，ついでロンドンで研鑽《けんさん》を積むと，1990年代初頭から中東の紛争地帯に出向いていき，イラクと南レバノンで医療活動に従事した。

2009年，彼はベイルート・アメリカン大学から誘いを受け，大学病院の整形外科部長を務めることになった。ベイルートにやってきたアブシッタは，難治性感染症に苦しむ患者がこれまでにない規模で増えているのを目にした。彼がこれらの感染症を検査したところ，イラクバクターが関連していることがわかってきたのである。

アブシッタは研究を開始するなかで，同じ大学の研究者で，現在ベイルート・アメリカン大学医学センターで感染症部門を率いるソウハ・カンジ博士と知り合った。カンジ博士自身の来歴も紛争や戦争と無関係ではない。彼女がレバノンのフレンチ大学医学部に在籍中，レバノンで15年にわたる内戦が勃発し，彼女は勉強を続けることができなくなってしまった。そこでレバノンを出て1年間ボルドーで勉強し，情勢が落ち着くのを待ってレバノンに帰国したのだった。しかしその後も内戦はやまず，彼女は自宅に近いベイルート・アメリカン大学（AUB）で勉強することになった。そうすることで，ベイルートの各所にあった検問所の問題を軽減することができたからである。カンジは学位を取得すると，デューク医学センターで研鑽を積み，感染症と固形臓器移植の先駆的存在となった。

1998年，彼女は夫とともにレバノンに帰ってきた。戻ってからの最初の1年は，レバノンでの感染症の状況は世界各地で報告されていたものと特に変わらなかった。しかし2006年になると事態は急変した。イスラエルが再びレバノンに侵攻し，この戦争で建物，橋，インフラが破壊された。それと同時にAUBの感染症部門にやってくる患者がほとんどすべての抗生物質に深刻な耐性を示すようになったのである。これを問題視したカンジは，彼女の病棟のすべての患者のサンプルを厳密に培養するよう通達した。こうして2007年までに，彼女と彼女の医療グループは，彼らが利用できるすべての抗生物質に耐性をもつアシネトバクター・バウマニの発生に直面していることを知った。

カンジはもう少しこの問題を掘り下げようと考えた。以前こうしたことが起こったことはあったのだろうか？　彼女は周囲の人々，特に大学の微生物学研究所の人々に聞いてまわった。すると，年配者を除き，ほとんどの所員はこうした事態は初めてだと答えた。年配の所員は培養された細菌を見てうなずき，1975～1990年まで続いた内戦でレバノンが荒廃していた頃，同じものを見たことがあると述べた。カンジにとってこれは初耳であったので，知見をまとめた論文を当時発表したかどうか彼らに尋ねたが，内戦のため論文をまとめるような時間の余裕はなかったとのことだった。ここまで聞いてカンジはある予感をもった。何かが戦争とアシネトバクターを結びつけたのではないだろうか。

カンジはアブシッタの外傷治療における業績を聞き及んでおり，アブシッタのほうでもカンジの感染症治療における活躍をよく知っていた。お互いに病院での診療に忙しく時間をつくるのは容易ではなかったが，幸いにもあるときうまく都合をつけることができた。二人は初回の会合ですっかり意気投合し共同研究をすることを決め，薬剤耐性アシネトバクター・バウマニが紛争と関連があるかを検証するために最適なモデルとなる患者を集めることにした。

人集めにはそれほど時間がかからなかった。それはハッサンやカンジの受けもつ患者のなかに多くのイラク人がいたからである。当時イラクでは，深刻な病気の場合，レバノン，ヨルダン，トルコで治療を受けようとする患者がたくさんいた。理由は簡単で，かつては中東でも比較的優れた標準にあったイラクの医療体制が，1990年代の第一次湾岸戦争後に実施された経済制裁と2003年に始まったアメリカによるイラク侵攻で，完全に崩壊してしまったからである。近隣諸国の病院に行くことのできる経済的余裕のある人や，イラク政府にその費用を支払わせることのできる影響力をもった人々は国外で治療を受けた。アブシッタは自爆テロに巻き込まれて重症を負ったある患者を覚えている。怪我は深刻でその患者の骨は感染症を発症していたが，主要な抗生物質はまったく効かなかった。アブシッタが血液培養を要請したところ，アシネトバクター・バウマニが見つかったのだった。

アブシッタと彼の同僚は銃創に苦しむ患者や，爆撃，交通事故にあった患者を治療していた。彼らの多くはこれらの深刻な外傷のため骨の感染症である骨髄炎を起こし，薬剤耐性イラクバクターのコロニーが形成されていたが，これに効く薬はほとんどなく，患者の予後は思わしくなかった。

アブシッタはオマル・アル・デワチという名の人類学者と共同で，イラク人患者における薬剤耐性イラクバクター増加の影に，何があるかを見極めるための取り組みを行うことになった。イラクの公衆衛生システムを研究していたデワチは，特に最近のイラクの公衆衛生システムの歴史に関心をもっていた。彼自身も，第一次湾岸戦争で身をもってイラクの公衆衛生システムの崩壊を経験した人物だった。

アメリカの最初のイラク侵攻による猛攻撃で1990年代はじめからイラクの公衆衛生システムは崩壊し始めた。さらに戦後経済制裁が実施されたためイラクで事業を行う国はほとんどなかった。サダム・フセインの取り巻きにとって，その影響はわずかだった。裕福な人々や特権階級の人々が質の高い医療を確保する方法はたくさんあったからである。しかし，イラクの一般人や公立病院への影響は深刻なものがあった。

オマル・アル・デワチは戦争が始まった年に医学研修を終え，医師としてバグダッドの主要病院でそうした深刻な状況を目撃した。物資は限られていて，しかも粗悪だった。彼は外科医が感染防止のために着用するマスクすらボロボロになるまで再利用しなければならなかったのを覚えている。マスクそのものがないことすらあった。

イラクの医療システムは第一次湾岸戦争で大きな打撃を受け，2003年の侵攻で完全に崩壊した。医師には給与も支払われず，治療に必要な基本的な備品さえなかった。そのため多くの医師はイラクを離れたり外国へ逃れたりした。デワチもその一人で，彼は一旦ベイルートに落ち着いた後，博士号取得のためハーバード大学へ移って研究生活を始めた。あるとき，デワチがカナダへ旅行しアメリカへ帰国しようとしたところ，彼のもっているイラクのパスポートではアメリカに再入国できないと告げられた。サダム・フセイン時代に発行されたそのパスポートはもはや有効ではなかったのである。

アメリカへ帰ることができなくなったデワチは，カナダで医療人類学者のビン・キム・グエン博士と知り合い共同研究をすることになった。グエンの研究対象はほかに類を見ないほど国際的なものだった。彼の両親はベトナムとスイスの出身で，彼自身はイギリスで子供時代を過ごしカナダへとやってきた。研究の過程で，彼はHIVに対する世界の対応と，それがアフリカでエイズに苦しむ人々に与える影響について深く関心を寄せるようになった。デワチの医療へのアクセス，外傷，戦争による負傷といった問題への関心は，デワチがアメリカに帰国する方法を見つけ出すまでの受け入れ先になってくれたグエンの関心と重なるものがあった。二人は親しい友人，そして研究仲間となった。グエンとデワチはその後何年にもわたって，紛争や戦争での負傷に関する研究で協力し合うこととなった。

最終的にデワチはアメリカへ帰国することができたものの，もはやイラク市民としては扱われなかった。イラクを爆撃し，侵攻し，孤立させたアメリカという国は，彼を難民として扱った。しかし難民としての身分を受け入れることがハーバード大学で博士号を取得する唯一の方法であったため，デワチはこれをいやいやながら受け入れた。学位を取得後，デワチはベイルート・アメリカン大学へ移り，アブシッタとともに紛争医学プログラムを開始することになった。アブシッタの患者にはイラク人が多くいたが，デワチ自身がイラク人だったことから彼は患者たちと信頼関係を築くことができた。さっそくデワチはデータの収集を始めた。

デワチとアブシッタのプログラムを通して明らかになったのは，アメリカによる侵攻がイラクの医療体制を破壊し，また弾丸，榴散弾，砲弾といった戦争の残骸によって水や土壌が汚染されただけでなく，イラクの医薬品の供給に間接的な影響を及ぼしたということであった。イラク人はすぐ手に入る医薬品がほとんどなかったために，病気になると医薬品の提供を約束してくれる相手に誰かれなく頼るようになった。医薬品は乏しく品質にかまっている場合ではなかった。間もなく薬剤師たちは（正式な資格のある者もそうではないものもいた），医療の現場で最初に用いられてきた一次抗生物質が効かないことに気づき，経済的に余裕のある人々に対し注射で薬剤投与を始めた。効果の表れ方が注射は早く，錠剤は遅いとされていたからである。カルバペネムのような主要な抗生物質が何の規制もなく出回っていた。しかし品質管理はなされておらず正確な診断は稀で，医療上の監視もほとんどなかったために治療効果は得られず，その結果多くの患者がヨルダンやレバノンの病院へ流れていくことになった。

デワチは友人のグエンとこの頃も連絡を取り合っていたが，そこにアブシッタも加わって，共同でイラク戦争とアシネトバクター・バウマニの急速な台頭との関連性を探り始めた。この研究の結果，決定的証拠となるものはなかったものの，関連性を強く指し示す事柄が数多く見つかった。1994年以降，科学者は重金属が薬剤耐性アシネトバクターを発生させる可能性があることに気づいていた。これらの重金属はイラクに固有のものではなかったが，最新兵器にはこれらの金属が含まれているのである。そして病院から下水まで，社会の基盤となるインフラが崩壊したことは，二重の意味で深刻な影響を及ぼした可能性があった。下水道が破壊されたために下水が上水道に混入したこと，また建物を建設するのに使用されたセメントや金属が粉々に破壊された結果，水が汚染されたことが推測されたのである。デワチらはこうした汚染が薬剤耐性につながったと結論づけた。

しかし，戦争が薬剤耐性の直接的原因なのだろうか？　それとも戦争と薬剤耐性の間に単なる相関関係が存在するだけなのだろうか？　実験でこうした疑問を解決するのは不可能なのかもしれない。今のところ明確な答えは出ておらず，この先もはっきりした答えは出ない可能性が高い。そして，こうした事情に細菌は無関心である。因果関係があるのか，単なる相関関係であるのかにかかわらず，細菌はその環境に表れ，繁殖し，進化する。しかも進化しながら薬剤体制を獲得していくのである。何がその問題を引き起こしているかにおかまいなく（これに苦しめられている人々は，その答えを知りたいと強く願っているだろうが），薬剤耐性菌は次第に増えていくのだった。

戦争には感染症がつきものである。20世紀，薬剤耐性感染症が患者や軍医にとって深刻なものになり，負傷者の間に広がる感染症は新たな問題を生み出した。第二次世界大戦中，カトラーはヨーロッパ戦線で薬剤耐性感染症を目にし，ベトナム戦争ではホームズがこれを調査した。そして湾岸戦争でまたしても薬剤耐性感染症は最も困難な形で姿を現したのであった。実際にこれこそが戦争の問題点の一つであろう。アメリカがイラクに侵攻したとき，大昔の侵略者がそうだったように，彼らもまた意図的にイラクの抵抗力を削ごうとした。このことに疑問の余地はない。アメリカは相手に危害を加えるために爆弾を落とし兵器を使用したのである。アメリカはイラクを占領し国際的な孤立を強いたが，それもやはりイラクを強く抑圧しアメリカの利益に同調した行動を取るようにさせるためであった。

しかし，やはり細菌がこれらの事情を汲み取ることはない。彼らには国境もなければ，特定の国への忠誠心もないのである。細菌はひたすら自己保存，自己前進，自己複製に邁進するのだった。

第23章　死者を数える

クーアム川とアッドヤー川はインドの基準でいえば短い川ということになる。ガンジス川と比べてみよう。ガンジス川はヒマラヤ山脈に端を発し，氷河の水を集めながらインドの広大な領域を約2500 kmにわたって流れ，ベンガル湾へと注ぎ込む。それにひきかえクーアム川とアッドヤー川はたかだか全長160 kmほどの川にすぎない。この2本の川は南インドの文化経済の中心地であるチェンナイを三つに分ける形で流れている。チェンナイは，ラマナン・ラクシュミナラヤンの子供時代にはマドラスと呼ばれていた。

ラクシュミナラヤンは高校を優秀な成績で卒業し，大学では工学を専攻した。しかし学生生活のはじめから学部の選択を誤ったのではないかという思いをぬぐえなかった。このまま工学部にいても，自分の疑問に対する答えは得られないと彼は感じていたのだ。マドラスの街に流れる2本の川はひどく汚染されていた。汚染を引き起こしているとして非難されていたのは，街のなかでも最も汚染された場所に近い下流域に住む人々で，彼らは最も貧しい人々でもあった。権力者たちはこの判断について疑いがないと思っていた。上流域に住む支配階級の人々は，その汚染のすべての責任はそこに住む最下層の人々にあると決めつけていたのである。

このことに納得がいかなかったラクシュミナラヤンは，川をさかのぼり自分の目で状況を確かめることにした。彼がそこで目にしたのは，すべてを説明する風景だった。上流に住む人々が出したゴミや下水が下流に向かって流れて行っていた。上流には一定の流れがあって川が淀んでいないために，水がきれいな状態に保たれていたのである。上流の裕福な人々が問題の原因であるのに，下流に住む人々はその結果引き起こされた汚染のなかで暮らすことを強いられるだけではなく，汚染を引き起こしている張本人として非難されていた。こうした格差が存在しているという事実は，ラクシュミナラヤンには貴重な教訓となった。チェンナイの環境汚染の問題は工学的に解決できる問題ではなく，社会科学的考察と弱者の権利を代弁するアドボカシー活動を必要とする問題なのであった。

ラクシュミナラヤンはインドからシアトルへと渡り，ワシントン大学でガーデナー・ブラウンの指導を受けながら博士号の取得を目指すことになった。ブラウンはアウトドア愛好家であること，そして公衆衛生の問題を社会科学のレンズを通して考察するという点で，ラクシュミナラヤンと重なるところがあった（二人はいつもワシントンのハイキング用トレイルを歩きながらミーティングをした）。そしてラクシュミナラヤンが抗生物質と抗生物質耐性に関心をもったのもこの頃だった。これは2000年代初頭のことで，当時は増加しつつある薬剤耐性の問題を把握している科学者や研究者はごくわずかだった。ラクシュミナラヤンは，そうした一握りの研究者としてワシントンD.C.にあるリソーシズ・フォー・フューチャーと呼ばれる団体に就職した。そして2005年，二度の偶然の出会いが彼の抗生物質耐性に対する見方を完全に変えることになったのだった。

ラクシュミナラヤンは，ある日タクシーに乗って会議に向かっていた。

タクシーの運転手はボルチモア出身の若い黒人男性で，ラクシュミナラヤンにどんな仕事をしているのかと聞いた。ラクシュミナラヤンが自分の仕事と出席しようとしている会議の目的を説明すると，運転手は自身の薬剤耐性感染症の話を始めた。彼は薬剤耐性感染症で入退院を繰り返していたのだった。医師が彼の感染症を治すことができないために，彼は次第に貧困に陥り，この難治性の薬剤耐性感染症のために絶望の淵に追い詰められているとのことだった。

これと同じ頃，ラクシュミナラヤンはマイケル・ベネという別の男性とも出会った。ベネは彼の父，マークをラクシュミナラヤンに紹介した。マークはウクライナ出身のユダヤ人移民の息子で，ニューヨーク市のスラム街で育った。第二次世界大戦が始まったとき，マークは軍隊に入り，南太平洋で戦い歴戦の英雄になった。彼は戦争で生き延びただけでなく，そこで戦っている間にかかったマラリアさえ切り抜けたのである。彼は貧困，ニューヨーク市，反ユダヤ主義，そして戦争による破壊にも負けることなく生き抜いてきた。しかし彼を完全に打ち負かした存在があった。それはメチシリン耐性黄色ブドウ球菌（MRSA）であった。

さまざまな病気で繰り返し病院へ通院するうちにマークは感染症を発症し，それは次第に彼の命を蝕んでいった。マークの治療に当たった医師は不注意で確かな定見もなく，マークの苦しみに無関心に見えた。このためマークの息子マイクは，薬剤耐性との戦いに直面しているほかの人々が，彼の父が感染症のために病院通いを繰り返していた頃に受けたのと同じ扱いを受けないよう，できるだけのことをしているのであった。これが国会議事堂での公聴会でマイクがラクシュミナラヤンに語った話であり，ラクシュミナラヤンがブリーフィングを行った議会スタッフの共感を呼んだ。その昔，彼が故郷で目にした弱者にしわ寄せがいくという社会構造が，世界中の人々を苦しめていた。ラクシュミナラヤンは行動を起こすことを決めた。彼が的を絞ったのはMRSAだった。

ラクシュミナラヤンはまずMRSAの問題の及んでいる範囲を調べることにした。これは誰でも思いつきそうなことながら見過ごされてきたテーマで，MRSAの年間死者数を定量化した研究者はまだいなかった。2007年，ラクシュミナラヤンと彼の同僚らは1999年から2005年までの6年間にMRSA関連の入院が60%増加していることを示す研究を発表した。1999年のアメリカでのMRSA関連の入院数は13万件をきっていたが，2005年までにほぼ28万件に達していた。ラクシュミナラヤンは，このデータを踏まえ，MRSAを国家による疾病管理の優先事項に指定すべきだと主張した。次の10年で，ラクシュミナラヤンや同僚らが主導したいくつかの研究は，アメリカの，ひいては世界全体の議論を新たな方向へと導いていくことになった。

ラクシュミナラヤンは薬剤耐性の健康への影響を体系的に見るために，疾病動態経済政策センターと呼ばれる団体を立ち上げ，そのオフィスをデリーとワシントンD.C.に置いた。このセンターはすぐに薬剤耐性による負荷の推定と定量化を担う世界でも有数の場となった。もし事実をはっきり提示することができれば，権力をもった人々は本当の犯人を非難し，措置を講じるだろうと思われた。

2016年，ラクシュミナラヤンと彼の研究グループは，非常に大胆な報告書を発表した。それによると，薬剤耐性感染症が原因で亡くなる5才以下の子供は，世界で年間約21万4000人にのぼることがわかった。この数字の大部分は細菌による感染症に起因するもので，しかもそのうちの2/3は，抗生物質をまったく利用できなかったために命を落としたケースであった。この報告書は，人々が既に感じていた「抗生物質を利用できない問題」と，「抗生物質の乱用の問題」とを明るみに出した。一体どちらがより悪い状況といえるだろう？　処方箋なしで，抗生物質を不適切な形で服用するほうだろうか，それともまったく抗生物質がない状態だろうか？

ラクシュミナラヤンは，この問題が経済ピラミッドの底辺にいる人々に特に大きな影響を与えると説明している。薬剤耐性が増えるにつれ，貧しい人々のために政府が多額の補助金を出している安価な一次薬は，薬剤耐性感染症には効果を失いつつある。これはより，高価な二次薬や三次薬を買う経済的余裕のない人々が，常に不利な立場に置かれることを意味する。彼らは抗生物質を買う余裕がないか，または薬剤耐性感染症には効かない（つまり細菌に薬剤耐性がない場合にしか効かない）薬しか買えないかのどちらかである。ラクシュミナラヤンはアメリカにおける抗生物質耐性（AMR）の問題を分析したのち，インドと中国に焦点をあてて研究を行った。彼はインドと中国こそが，今後の抗生物質の世界的展望を形づくる国であると確信していたのである。

ラクシュミナラヤンが1990年代初頭に水質汚染の研究を始めた頃は，水中の耐性菌による健康への影響についてはほとんど知られていなかった。しかし，2000年代半ば頃までに状況は変わりつつあった。汚染された川が原因で，1964年に南アメリカで腸チフスが流行ったように，インドの河川は広大な病原菌の貯水池であり続けている。しかも，現在事態はさらに悪化している。というのも，その汚染された川が薬剤耐性菌を運んでいるからである。これらの川には，人間と動物の排泄物に由来する抗生物質残留物だけでなく，抗生物質そのものが投げ込まれているのだ。水中に高レベルの抗生物質が含まれていると，洪水が起こったとき，2015年にチェンナイで起こったように，手に負えない事態に陥ってしまう。薬剤耐性菌が最高レベルで含まれている川は，聖なる川とされるヤムナ川とガンジス川，そしてクーアム川とアッドヤー川である。しかし，これはインドに限った問題ではない。川が抗生物質で汚染されると，薬をまったく飲んでいない人を含め全員に影響が及ぶのである。科学者たちは，抗生物質が水中に流れ込んでいるとして，この問題がどの程度の規模で世界に広がりつつあるのか，その手がかりを水に求めることができるのか，そして最も大きなリスクにさらされるのはどの地域か，といった疑問を抱くようになった。この疑問に対する答えを見つけるために彼らが向かったのは大きな川ではなく，下水であった。

第24章　下水のなかの手がかり

コペンハーゲンから約16kmのところにあるデンマーク工科大学の教授，フランク・モラー・アーレストラップはある問題に直面していた。彼は予算内で世界の糞便物質を検査するにはどうすればよいかを考えていたのだ。そのとき，不意にアイディアが浮かんだ。カストラップ空港で集めてはどうだろう？

コペンハーゲン空港は1926年から運用されている北欧最大の空港である。ここはスカンジナビアの玄関口で世界有数の空輸の中心地でもあり，また市街地に非常に近い空港としても知られている。コペンハーゲン空港は人口密度の高いアマガー島の小さな町，カストラップにあるため，この町の名をとってカストラップ空港とも呼ばれていた。

2015年，アーレストラップはカストラップ空港に対し，アメリカやアジアからやってくる長距離便の飛行機から人のし尿(液体，固体両方の排泄物)を集めたいと申し入れた。空港は2000年から著しく拡大し，ここ数年，アジアや中東地域からの飛行機が1日あたり何百人もの乗客を運んできていたのである。またこのほかにも，アメリカやカナダからのスカンジナビア航空の直行便があった。空港当局は，申し入れがあまりに思いがけないものであったため，すぐに返事をすることができなかった。一体誰が長旅で疲れ切った乗客のし尿に関心をもつというのだろう？

しかしアーレストラップにはそうすべき理由があったのだ。彼は薬剤耐性の問題を社会経済学に結びつけて考えていた。デンマーク郊外の農場で育った彼は，高校卒業後，農場で役立つ職業である獣医になろうと決めた。しかし，彼が大学に入学した頃，科学界は人のゲノムプロジェクトの話題で沸き立っていた。アーレストラップは急激な盛り上がりを見せるゲノム研究に強い関心をもち，学部を終えたあとも大学に残って獣医微生物学の分野で博士号を取得した。1990 年代半ば頃には，まだ獣医微生物学とゲノム科学の関係は始まったばかりで，業績を残すチャンスが大いにあった。アーレストラップはすぐに研究を始める必要があった。

1990 年代はじめ，動物における抗生物質耐性の問題はデンマークを含めた多くの国で政治的な問題となっており，デンマークに近いノルウェーでは鮭の餌に混ぜられる抗生物質について，政府高官による活発な議論がかわされていた（19 章）。しかし，デンマークでは動物の餌に混ぜられる抗生物質に対する規制はほとんどなかった。アーレストラップは抗生物質が成長を促進するためのビタミン剤と同様の扱いを受けていたのを覚えている。畜産業界に対する調査もほとんどなく，誰がどういった抗生物質を使って何をしているかまったく把握できていなかった。

アーレストラップはこうした知識のギャップを大きな問題だと感じたが，これは何事かを成すチャンスでもあった。彼はその後の数年で，デンマークの畜産業界における抗生物質の使用を監視するプログラムを開発した。この監視プログラムはのちに FDA やアメリカの農務省をはじめ，世界中の多くの組織に導入されることになった。

アーレストラップは動物に対する監視に力を入れていたが，そのうち，当時ほとんど顧みられていなかった別の問題に関心をもつようになった。別の問題とは，薬剤耐性に対する世界規模での監視が不十分である，ということであった。世界でどれだけの抗生物質が消費されているかという疑問は単純な疑問であるのに，ほとんど見過ごされていた。1年間に世界でどれだけの抗生物質が人や動物に使用されているかという推定値はいくつか存在したが，薬剤耐性と抗生物質の使用がどのように結びついているかの理解が不足していたのである。政策立案者や科学者も，抗生物質の使用パターンと，薬の使用を規制する政策や社会経済的要因とがどのように関連しているかについての情報をほとんどもっていなかった。国際機関に上がってくる唯一のデータは，患者の治療を行う医師から提出されたものだったが，このデータは非常に不十分で医師の個人的見解の影響を受けやすく，しかも医師の注意を引く稀な事例に焦点を合わせたものであった。また，このシステムでは特定のグループに見られるさまざまな耐性遺伝子についての情報が提供されることもなかった。

アーレストラップは，自分の研究室のグループを率いて，このギャップを埋めることを決意した。しかし，研究グループはたちまち問題に直面することになった。データを得るにはサンプルを採集する必要があったが，世界規模で研究に必要な量のサンプルを綿棒や糞便から集めるのは不可能で，また倫理的にも問題があるように思われた。アーレストラップの研究グループは既に集められた大量のサンプルを分析する方法はないものかと考えた。そして思いついた場所が，し尿サンプルが集積されたトイレだったというわけだ。私たちのし尿には分析可能な細菌の遺伝子が含まれている。研究は体系的に行われるべきであり，また世界中のサンプルが必要で，しかも予算内で収集することが求められているのだった。

長距離便のし尿を採集し分析することができれば，研究グループは耐性遺伝子が世界のどの地域と相関しているか確認できるはずだった。空港側がその要請がいたずらではないと納得したあと，研究グループは世界の三つの異なる地域の九つの都市，バンコク，北京，イスラマバード，ニューアーク，カンゲルスアーク，シンガポール，東京，トロント，ワシントンD.C.から到着した国際便からし尿を採集した。それぞれの飛行機のし尿は約400 ℓで，それは十分な量だった。代表的なサンプルがあればよいのであって，何十 t ものし尿が必要なわけではなかったからである。サンプルは採集後アーレストラップの研究室で全ゲノムシーケンス（ある有機物のすべてのDNAの設計図を読み取ることのできるプロセス）を使用して分析された。ある有機物とはこの場合，し尿サンプル中の細菌であり，これによって細菌に薬剤耐性を備えた変異が表れているか，決定的な情報が得られるはずであった。

分析を続けるうちに世界の薬剤耐性パターンが浮かび上がってきた。南アジアからやってきた飛行機から集めたし尿には，ペニシリン，カルバペネム，セファロスポリンを含む薬剤グループであるベータラクタムに耐性のある遺伝子がほかの地域からの飛行機に比べて非常に多かった。サルモネラ菌とノロウイルスも，北アメリカよりも南アジアに多く見られた。もう一つはっきりしたのは，アメリカでなら非常に成功しそうな政策がインドでは機能しない可能性がある，ということだった。

研究グループはコペンハーゲンを目的地とする人々のし尿からサンプルを採集していたが，この方法には問題もいくつかあった。乗客は乗継便を使って，どこからでも旅行を始めることができたはずであり，そのため収集されたデータが彼らの出身地の問題を代表しているとは言い切れなかった。また彼らの社会経済的状況についても決定的なことは何も言えなかった。

アーレストラップはこれらの問題を解決する方法は一つしかないと思っていた。コペンハーゲンに到着したし尿だけに注目するのではなく，飛行機がやってくる国々の未処理の下水を調査する必要があった。サンプルはカストラップ空港でなく，六つの大陸のさまざまな都市にある未処理の下水から採集すべきなのだった。研究の規模は劇的な形で拡大しようとしており，それに伴って費用も大きなものになることが予想された。

アーレストラップはプロジェクトをクラウドソーシングでさまざまな研究グループに委託し始めた。彼は同僚や協力者，友人に手紙を書き，研究に加わらないかと声をかけ，また彼の研究グループは，世界中の研究グループが参加の意志を表明することができるシステムをつくった。こうして，彼らは最終的に十分な賛同者を得て，長く詳細なプロトコルをもつグローバル下水監視プロジェクトを立ち上げたのである。サンプルは六つの大陸の79の場所から集められ，またそれらすべてはプロトコルに従って，2016年1月25日から2月5日の間の連続した2日間に採集された。

ナイジェリアからネパール，ペルーからパキスタン，トーゴからトルコまで，サンプルは採集，梱包されデンマーク工科大学のアーレストラップの研究室に送付された。ここで，学生と研究者のグループが前処理されたし尿を分析し遺伝子の薬剤耐性をチェックするのだった。

彼らは当初思い描いていたように，大量のデータを入手することができた。そしてこのデータから，この大規模な研究の最初の主だった知見が得られた。分析の結果，抗生物質の使用は世界的な薬剤耐性（AMR）による健康問題の主要因ではないことがわかった。そうではなく，それよりもずっと重大な「貧困」という問題が表面化したのだった。

北アメリカ，ヨーロッパ，オーストラリアなどの豊かな国に住む人々は，薬剤耐性菌に関連する遺伝子の数が少ないのに対し，南アジア，ラテンアメリカ，サハラ以南のアフリカの貧しい国の人々は薬剤耐性を与える遺伝子をはるかに多くもっていた。そしてインド，ベトナム，ブラジルなど，不衛生で栄養不良が蔓延している国では，薬剤耐性の原因となる遺伝子がはるかに多く生み出されていた。スウェーデンやニュージーランドといった衛生状態を管轄する規則や規制が厳格に実施されている国では，AMR遺伝子による健康問題は非常に少ないことがわかった。

研究結果は啓発的であると同時に，厳しい現実を突きつけるものでもあった。というのも，この問題に対応するために既に数千億ドルもの費用が投じられていたにもかかわらず，依然として問題が解決できていないことがわかったからである。そしてこの下水と衛生の問題に絡んで，パキスタンの南部のある都市が世界的な注目を浴びることになる。それはこの都市が世界最初の広範囲薬剤耐性腸チフスの発生地となったからである。1964年アバディーンで腸チフスが流行ったときにもパニックが起こったが，パキスタンでの事態はさらに悪化していた。この腸チフスを治療するために使用できる抗生物質が極端に減っていたのである。

第25章　XはEXTENSIVE（広範囲）のX

それは2016年12月のことだった。ローテーションを組んで血液培養作業を行っていたルミナ・ハサンはそのとき，特に変わったことが起こるとは思っていなかった。年季の入った臨床微生物学者で病理学者でもある彼女は，パキスタンで最も有名なアガ・カーン大学病院（AKUH）の彼女の部門で，大勢のスタッフや若い医師らを監督する立場にあった。イスラム教シーア派の精神的指導者にちなんで名づけられたこの病院では，カラチに広がるキャンパスでだけではなく，臨床検査と診断検査サービスを行う国内全土の数百の支部でも患者の診察を行っていた。

12月のカラチは大変快適で，最低気温は約10℃，最高気温は約25℃くらいである。ハサンが血液培養サンプルを忙しく確認していたとき，何かが彼女の目をとらえた。それは，不可解な印象を与えるものだった。彼女は今までにも異常な血液培養物を見てきたが，今目にしているサンプルが気にかかり，もう一度検査を繰り返した。しかし結果は同じだった。彼女の目の前にあるサンプルは腸チフスの治療によく使われるセフトリアキソンに耐性を示しているのだった。

薬剤耐性腸チフスは，パキスタンや，衛生問題が深刻な世界の諸地域ではそう珍しいものではない。アバディーンで腸チフスが発生したときにはパニックが起きたが，当時は患者を治療するための薬がたくさん揃っていた。しかし1970年代以降，腸チフスは次第に多くの薬剤に対して耐性を示すようになっていった。1972年にメキシコで発表された報告書には，腸チフスに対する一次薬であったクロラムフェニコールが効果を失ったことが示されている。また1990年代には，二次薬であるアンピシリン，アモキシシリン，およびスルファメトキサゾールとトリメトプリムの組み合わせも，効果を表さないことが証明された。このとき，臨床医たちは再度フルオロキノロンと呼ばれる薬剤グループに切り替えたが，2000年代のはじめ頃までに，これらの薬剤グループもやはり有効性を失ってしまった。医師に残されている最も有効な薬がセフトリアキソンだったのである。

当初はセフトリアキソンに耐性を示しているサンプルは一つだけだったが，ハサンがこの問題を注意深く見てみると，そうしたサンプルはもっとありそうだった。その後数日間かけてハサンと彼女の同僚であるサディア・シャコール博士がほかのサンプルを検査したところ，セフトリアキソンに耐性を示す腸チフスサンプルが数多く存在することが判明した。ハサンとシャコールはさらに詳しく調査をし，すべての薬剤耐性サンプルが，カラチから北東へ約160kmのところに位置するハイデラバードからのものであることを発見した。彼女らはハイデラバードの同僚に彼らの側でも調査をするよう要請し，またハイデラバードの小児病棟の医師にも電話をした。アガ・カーン病院グループには，小児感染症の専門家であるファラ・カマール博士が新たに加わった。同グループはハイデラバードで水や下水のサンプルを採集し，同市の子供たちに腸チフスのワクチンを接種する取り組みを始めたゲイツ財団の同僚にも連絡を取った。またハサンは，州当局にも連絡したが，彼らは事の重大性を感じていないように見受けられた。

なすべきことはたくさんあった。ハサンらは週報をカラチの地方自治体に送り，次いでイスラマバードにあるパキスタン国立衛生研究所へも送り始めた。政府もメディアも無関心だったが，ハサンは諦めようとしなかった。

ハサンは，イギリスで医学生だった頃からパキスタンで医師として活動を始めるまで，常に限界というものに挑戦することを学んできた。彼女はカラチのハンセン病棟に勤務する医師であったが，粘り強く活動を続けパキスタン薬剤耐性ネットワーク（PARN）の創設者の一人になった。シンド州政府からの反応は鈍く，また地方自治体もほとんど関心を示さずハサンの科学的見解に耳を傾けようとさえしなかったが，彼女が引き下がったり怯んだりすることはなかった。彼女はパキスタンの外へ目をやった。イスラマバードの国立衛生研究所の設備は最新とは言い難く，またパキスタンでの意思決定プロセスは官僚主義がはびこっていて目詰まりを起こしていた。そのため，ハサンが今目にしている事態が多剤耐性腸チフスの新たな局面かどうかを調べるために遺伝子マーカーのマッピングをしようとするなら，パキスタンの外に支援を求める必要があったのである。

幸いなことに，ザラ・ハサン博士という年下の同僚が，イギリス，ケンブリッジにあるサンガー研究所のゴードン・ダガン教授と共同研究していた。ダガンは感染症における薬剤耐性の遺伝子マーカーの専門家だった。そこでザラはダガンに連絡を取ったが，彼らは日常的に病原菌の遺伝子分析の依頼を受けていたため，当初ダガンのグループからの関心は薄かった。しかし，ザラが諦めずに依頼を続けたため，ついにダガンはそれらのサンプルの分析を引き受けることに同意した。こうしてザラのグループは，薬剤耐性を示している89のサンプルと，一次薬に耐性をもたないサンプルの合計100のサンプルをダガンに送ることになった。

同じ頃，ダガンの研究室に新しく入ったポスドク研究員，エリザベス・

クレムがカラチのルミナ・ハサンらとつながった。彼女はマサチューセッツ工科大学で博士号を取得したあと，イギリスに移住してきたばかりだった。こうして彼女は，サンガー研究所のダガンのグループとアガ・カーン病院のハサンのグループとをつなぐ役割を担うことになった。彼女はすぐに腸チフスに対する一次薬が有効性を失い，パキスタンの病院には治療の手立てがなくなりつつあることを理解した。クレムはダガンの許可を得て，パキスタンから来た89のサンプルを優先的に分析することにした。

クレムは，イラク，パレスチナ，パキスタン，インド，バングラデシュでの薬剤耐性腸チフスに焦点を当てた最近の研究をよく知っていたが，ハサンが報告したような感染症については聞いたことがなかった。しかしクレムは分析結果を見て，その腸チフス株がなぜすべての抗生物質に耐性を示しているかを理解した。その株はクロラムフェニコール，アモキシシリン，アンピシリン，およびTMP-SMZに対する耐性を与える遺伝子をもっていたのである。さらに，この薬剤耐性株はシプロフロキサシンに耐性をもつことを可能にする突然変異遺伝子をもっていることもわかった。この発見はハサンのチームが目にしたものと一致していた。驚くべきことは，この腸チフス菌であるサルモネラ菌が，大腸菌からプラスミド（レーダーバーグと渡辺が多剤耐性の原因として示したDNAの可動単位）を拾い上げていたことであった。腸チフス菌は，この新たな可動DNAによってもう一つの薬剤グループであるセフトリアキソンに耐性をもつに至ったのだった。

研究グループは発見を論文にまとめ，有力な学術誌である『ランセット（*Lancet*）』誌に提出したが，編集委員会の動きは鈍く，もっと多くの臨床データを集めるようにと伝えてきた。このときもハサンは，クレムの熱心なサポートもあって，諦めることなくデータを集めた。ついに2018年1月『ランセット（*Lancet*）』誌に論文が掲載されると，すぐにこのニュースは世界中で話題になった。ここで初めてパキスタン政府は関心を示したが，選択肢には限りがあった。患者が頼りにできる薬はアジスロマイシンだけだったのだ。カルバペネム系抗生物質ももう一つの選択肢ではあったが，これは高価な薬剤であり，貧弱な保健システムでまかなえるものではなかった。またカルバペネムは静脈への注入が必要で，地方の病院ではこれを実施するための衛生基準を満たすことが難しかった。

パキスタンでは2018年12月までに，この薬剤耐性腸チフス株に感染した患者が5000人以上にのぼった。これは広範囲薬剤耐性（XDR）腸チフスとして知られる初めてのケースとなった。疾病対策予防センター（Centers for Disease Control and Prevention：CDC）はパキスタンへ渡航しようとしている人々に警告を発するとともに，アメリカで見つかった広範囲薬剤耐性腸チフス患者のなかに，最近パキスタンへ行った人々が含まれていることを報告した。すべての国際機関は当面アジスロマイシンを使用することを推奨していたが，研究者らは最後の防御ラインが崩壊するのは時間の問題であることを知っていた。

第26章　集団投与をすべきか，そうせざるべきか？

2014～2017年まで，ニジェール，タンザニア，マラウイで実施された大規模な臨床試験で，何万人という子供たちに予防措置としてアジスロマイシンが投与された。この臨床試験を行ったのは，アメリカとヨーロッパの研究者や臨床医からなる国際的グループだった。対象となったのは5才未満の子供全員で，病気であるかないかは問われなかった。研究の過程で子供たちには2年間，半年ごとに予防的用量の薬が投与された。彼らはほぼ同数の二つのグループに分けられ，約9万7000人にはアジスロマイシンが，対照グループの9万3000人にはプラシーボ薬のみが与えられた。

その結果はめざましかった。特に，研究に参加した3カ国のなかで最も貧しい国であるニジェールでの効果が著しく，アジスロマイシンが与えられたグループの死亡率は対照グループに比べて18％も低かった。マラウイとタンザニアではこの割合はずっと低く統計上の有意性も低かった。死亡率が18％低下した子供のグループのなかで，最も大きな影響が見られたのは最若年層の6カ月未満の子供たちであり，この層での死亡率の低下は25％に達していた。

子供の生存率を改善するための世界的取り組みで，このような高い数値が出ることは稀である。そのため，これは2018年の大きなニュースになった。研究結果から，アジスロマイシンを予防的に使用することによって，貧しい国の弱い立場にある子供たちの命を救えることが明らかになったのである。この結果が発表されたとき，これを喜ぶ声があった反面，有望な抗生物質を予防的に使用することに対する怒りの声も上がった。アジスロマイシンが薬剤耐性によって効果を失うことで，この薬が最後の希望であり命綱でもある地域に大きなダメージを与える可能性があるからであった。

この研究を主導した科学者は，カリフォルニア大学サンフランシスコ校（UCSF）のトーマス・リートマン教授だった。彼はイェール大学で教育を受け，ジョンズホプキンス大学で眼科医として研鑽《けんさん》を積んだのち，1990年代後半にUCSFに着任した。目の専門家と抗生物質研究とはあまり結びつきがないように思われるが，実はこの二つの分野は数十年も前からつながりがあった。

そのつながりとは，治療しなければ失明に至る目の感染症，トラコーマである。これはクラミジア・トラコマチスによって引き起こされる細菌性の感染症で，青銅器時代に既にこの感染症に人々が苦しんでいたことを示す記録がある。トラコーマは1897年にアメリカによって初めて危険で感染性のある疾患として分類された。アメリカに入国しようとする移民はトラコーマの検査を受け，疾患をもっている場合にはヨーロッパに送り返された。ウッドロウ・ウィルソン大統領は1913年3月，トラコーマを撲滅するための法案に署名をした。これは衛生環境を改善し，疾患への意識を高め，優れた治療を確立するための資金を支出するためもので，実際にアメリカではトラコーマは撲滅された。しかし，世界の別の地域，特にエチオピアや南スーダンでは問題は未解決のままだった。

1990年代半ば，科学者は抗生物質，特にアジスロマイシンがトラコーマの治療に効果があることを発見した。そして2008年，エチオピアにおける限定的治験でアジスロマイシンの集団投与がトラコーマ治療と感染拡大防止に大きな効果があることが明らかになった。しかしこのほかにも予期せぬ発見があった。それはアジスロマイシンの予防的集団投与が全体として子供の死亡率を下げているようであることだった。

2008年に実施されたこの治験は死亡率を研究するためのものではなかったため，この結論は決定的なものとしては扱われなかった。しかしリートマンを含め多くの科学者はこの結果に関心をもち，トラコーマを超えてさらにこの研究を推進することを決意したのだった。アジスロマイシンを投与することで，アフリカの厳しい環境のなかで暮らす子供たちの死亡率を本当に低下させることができるのだろうか？

彼らは資金提供機関に対し，5才未満の子供にアジスロマイシンを投与し，対照グループにはプラシーボを投与する大規模な治験を実施することを提案した。近年このような研究が行われたことはなかった。実施国にはニジェール，マラウイ，タンザニアが選ばれた。リートマンが働きかけた資金提供機関の一つにビル＆メリンダ・ゲイツ財団があり，紆余曲折の末，同財団が支援を引き受けることになった。

リートマンはこの治験を実施するためにさまざまな機関から科学者を集めた。よくあることだがプロジェクトの進行速度は遅く，必要な許可を取るのに約3年の歳月がかかった。しかし一度許可がおりると，科学者たちはアジスロマイシンを予防的に集団投与することで，乳幼児の死亡率を下げることができるという仮説を厳密な形で検証しようと，意欲的に行動を開始した。

リートマンの研究はニジェールの公用語であるフランス語のMacrolides Oraux pour Réduire les Décès avec un Oeil sur la Résistance

（耐性を考慮したうえでの，死亡率低下に向けたマクロライド系抗生物質の経口投与）の頭文字をとってMORDORと呼ばれた。トールキンの指輪物語に出てくる滅びの山のそびえる土地，モルドールを想起させるこの耳馴染みのよい名称は，この研究がその後すぐに科学界に波紋を投げかけたことを考えると，なかなか的を射た呼び名といえた。

2018年までに，1年に2回アジスロマイシンを投与することで，ナイジェリアの乳幼児の生存率は著しく改善するという明確な研究結果が出た。ゲイツ財団は大幅に乳幼児の死亡率を下げることができる介入手段が見つかったという事実に祝意を表した。しかしすべての人が喜んだわけではなかった。

なぜこれほどアジスロマイシンが効果を発揮するか，その理由はわからず，リートマンの研究グループも明瞭な回答はもっていなかった。アジスロマイシンはマラリアに効果があるのではないか，子供の細菌叢《そう》を変化させるのではないか，あるいは下痢や呼吸器の感染症に効果があるのではないか，など数多くの仮説があり，そのどれにも可能性があったが，一つとして証明されたものはなかった。年にたった二度1種類の薬を投与するだけで，なぜもっと複雑な介入措置をもってしても実現できない成果を挙げることができるのか。その理由を知りたい科学者や臨床医にとって，「はっきりとはわからない」という回答は納得のいくものではなかった。

しかし，これ以外にも誰もあえて触れない重大な疑問があった。細菌の薬剤耐性が大きな問題になっているこの時代に，病気でもないのに抗生物質を投与するなどということが正当化されるのだろうか？　ゲイツ財団とリートマンは火遊びをしているとはいえないだろうか？　パキスタンなど多くの国で，アジスロマイシンは患者にとって最後の砦だというのに，この科学者グループはそれを意に介さず，病気でもない子供たちにアジスロマイシンを投与する実験をしているのだ。

さらにもしニジェールがこれを政策として実施するなら，ほかの国も追随するのだろうか？　治験には非常に費用がかかり，世界中の国でニジェールと同様の厳密な治験ができるわけではない。しかしそうした治験を実施することなく，またなぜこの薬がそうした結果をもたらすのかわからない状態で，それぞれの国がアジスロマイシンの集団投与を実施することを決断できるのだろうか？　ニジェールが薬を子供たちに与えることが認められるなら，ほかの国でも認められるべきなのではないだろうか？

さらにおなじみの疑問が頭をもたげた。偽造薬や品質基準を満たさない薬が使用されることによる影響を研究している公衆衛生の研究者も危険を感じていた。ニジェールやほかの発展途上国は品質管理規制がほとんどないため，偽造薬を売りつけようとする商人がアジスロマイシンの集団投与を検討する国につけ入る可能性はないだろうか？　粗悪な薬が出回るようになると，その影響，つまり薬剤耐性の問題を是正するのは非常に困難になる。また，アジスロマイシンの環境への大量拡散も懸念された。ご承知の通り，抗生物質は私たちの体内を出ると最終的には水や土壌といった環境中に放出されるのである。衛生状態のよくない国では，これはより多くの人や動物が薬を体内に取り込んでしまうことを意味していた。

リートマンはこれらすべてを認識しており,批判をあえて退けなかった。彼は予防的集団投与が行われれば，薬剤耐性の問題が発生することを認めていた。しかし彼は難しい疑問を投げかけた。5才の誕生日を迎える前に十人に一人の子供が命を落としているという現実を看過してよいものだろうか？　私たちは水や衛生状態を向上させようと，数十年，いや半世紀にわたって取り組んできた。しかし，何も進歩させることはできなかった。乳幼児の命を救うことのできる簡潔な介入措置があることがわかっているならば，それを実行すべきではないだろうか？

また別の疑問を投げかける科学者もいた。私たちは幼い子供の親たちに

「今介入をせず高い死亡率をそのままにしておくか」，あるいは「20年後に薬剤耐性の問題が発生する可能性に目をつぶって今死亡率を下げるのか」という二つの選択を提示しているのではないだろうか？　彼らはどちらを採るだろう？　筆者がこの質問をリートマンにしたところ，彼はこのように答えた。「この質問をここアメリカでしたなら，私たちはどのように対応するだろう？」

その晩の食卓で，筆者は妻に，予防的に抗生物質を使用することと，子供の死亡率を高いままに放置することを選ばなければならないとしたら，どちらを選ぶかと尋ねた。私たちが最初に考えたことは同じだった。病気の有無にかかわらず全員に抗生物質を予防的に与えるのは間違っている。アジスロマイシンが広範囲薬剤耐性腸チフスに苦しむ多くの人々の最後の希望になっているパキスタンの出身者として，私たちはその有効性を維持することがいかに重要かを理解していたからである。昨年1年間だけに限っても，友人や身内のなかに，腸チフスの治療のためにアジスロマイシンに望みを託した人々がいたのを私たちは知っていた。しかし自分たちの二人の子供のことを考え，筆者自身がニジェールにいると想像すると，その予防的措置を確実に却下するとは言い切れないのであった。

第27章　ビザはいらない

2017年にベルギーで行われた世界保健サミットで，世界保健機関のテドロス・アダノム・ゲブレイエス事務局長は「AMRはビザを必要としていません」と述べた。彼が言いたかったのは，薬剤耐性をもった病原菌を封じ込めるのは不可能だということであった。壁も障害物も病原菌の拡散を止めることはできない。飛行機に乗った人間だけではなく，現代飛行機の発想の基となった鳥もまた病原菌のキャリアであることがわかったのである。

バングラデシュの首都ダッカから車で北に120kmほど走ると，マイメンシン市にあるエキゾチック・バード・マーケットを訪れることができる。マーケットに足を踏み入れると，鳥のさまざまな色彩，姿，歌声が織りなす珍しくて見事な光景が広がっている。鳥の売人たちは，地元の森から集められた鳥だけではなく，遠くの熱帯雨林から送られてきた鳥など，多種多様な鳥を取り揃えている。そして，裕福な家族がこのマーケットにやってきて，華麗な羽をもつ高価な鳥をペットとして購入していくのである。

タンビール・ラフマン博士は長年動物微生物学者として抗生物質耐性の

問題に関心を寄せてきた。バングラデシュの珍しい鳥たちがどの程度薬剤耐性をもっているかを示す全国データはないが，ラフマンは自分自身の経験から，問題は広範囲にわたるだろうと想定している。彼は熱心に論文を読んでおり，一度この問題が広がれば，どの動物もほぼ間違いなく安全を脅かされることになると考えている。

ある日マイメンシン市のエキゾチック・バード・マーケットを歩いていたラフマンの頭に，これらの珍しい鳥たちが薬剤耐性遺伝子をもっているかもしれない，という考えがよぎった。野生の鳥たちも，養鶏場の鳥のように薬剤耐性の影響を受けやすいのだろうか？　ラフマンは論文を検索し，獣医や微生物学者とも話してみたが，やがて，彼の質問に答えられる十分なデータを集めた人物は誰もいないことがわかった。そこで，彼は自分自身でデータを集めることを決意したのだった。

ラフマンは動物の薬剤耐性の影響を調査するため，40年前にスチュアート・レヴィが行ったように鳥の糞を調べることにした。彼はペットショップの鳥から糞を集めると，サンプルの分析を開始した。さらに，人間の管理下で飼育されているのではない，渡り鳥にも焦点を当てた。野生の鳥もやはり薬剤耐性菌のキャリアであるのかを確かめたかったのである。

調査の結果，ラフマンが一番恐れていたことが現実に起こっていることがわかった。鳥の糞にはコリスチン，クロラムフェニコール，エリスロマイシン，エルタペネム，アジスロマイシン，オキシサイクリンなど，多くの抗生物質に耐性のある細菌が含まれていたのである。アーレストラップの研究と同様，この発見は未解決の疑問，あるいは解決不可能な疑問を浮かび上がらせた。ラフマンにはこれらの鳥がどこで薬剤耐性菌を拾い上げたのかわからなかったのである。鳥たちは捕らえられたのち，抗生物質を混ぜ込んだ餌を与えられたのかもしれないし，あるいは環境中に存在する細菌に接触したのかもしれなかった。しかし，これらの鳥たちが薬剤耐性菌のキャリア（運び屋）である，という事実ははっきりしていた。これらの珍しい鳥は，鮮やかな色と歌声だけを運んでくるのではなかったのである。問題はもはや，中国の養豚場，パキスタンの水牛飼育農場，そしてインドの養鶏場に限られたものではなかった。細菌は移動のためにあらゆる手段を見つけ出す。それが国から国を自由に移動する鳥の腹のなかであることもある。この問題を解決するには，国や大陸を超えた措置が必要だった。これに対し世界規模の解決策を提案した国は，スウェーデンであった。スカンジナビア諸国は，トゥール・ミズヴェットといった科学者の研究を通し，動物へのワクチン接種や薬剤耐性調査において世界の一歩先をいく存在だったのである。

1961年9月，独立したばかりのアフリカ，コンゴ民主共和国は崩壊の危機にさらされていた。内戦は不可避だと思われた。分離主義者により，国の一部が独立を宣言したからである。それに先立つ同年1月，コンゴの旧宗主国ベルギーはアメリカのCIAとともに，コンゴ独立運動の指導者で初代首相となったパトリス・ルムンバを処刑していた。コンゴの争乱は悪化の一途をたどった。

この危機的状況を受け，国連は代表団を飛行機で南コンゴへ派遣し，平和交渉の仲介を行おうとした。しかし16人の搭乗者を乗せた飛行機は，北ローデシアの一部（現在のザンビア）であるノダラから約15kmの地点で謎の墜落を遂げた。この代表団のなかには，第二代国連事務総長だったスウェーデン人，ダグ・ハマーショルドが含まれていた。彼は有能な外交官で，ケネディ大統領をして20世紀最大の政治家と言わしめるほどであった。ハマーショルドが亡くなった数カ月後には内戦はさらに激化し，コンゴは数年にわたる流血の時代に突入した。この内戦でおよそ10万人が命を落としたと推定されている。

1962年，スウェーデン政府は，この有能な外交官を称えるためにハマーショルドが埋葬された町，スウェーデンのウプサラにダグ・ハマーショルド財団を設立した。同財団は，「心の出会い」と呼ばれるものを通し，その時代の緊急の問題に取り組むことを目指している。人類にとっての最大の脅威も外交で解決できる，というのが同財団の基本理念である。

ハマーショルドの死から40年後，同財団はウプサラ大学教授であるオットー・カースから，毛色の変わった助成金申請書を受け取った。カースは国際会議の開催を希望しており，それは確かに世界的脅威に関するものではあったが，財団が今まで資金提供を行ってきた分野からは外れたものだった。そこには，紛争も戦争当事者も関与していなかったからである。しかし，その問題は国際的なもので，人命救助につながる貴重な資源の保全に直接関係するものだった。同財団は，カースの提案している会議の目標が，財団の目指すものと一致するのか確信がもてなかったが，最終的にはその会議に資金を提供することに同意したのだった。

その結果，科学者，臨床医，公衆衛生活動家，政策立案者のネットワークとして知られるようになるReActが立ち上げられた。ハマーショルド財団が資金提供した2005年の会議には，25カ国から60人が出席した。今日，ReActはアジア，ラテンアメリカ，アフリカ，ヨーロッパ，北アメリカの五つの大陸に拠点をもつ世界規模の組織になったが，その本部は現在もウプサラ大学に置かれている。ReActの任務はその規模の広がりとともに拡大している。ReActは，局所的に実施されようとしている取り組みを世界規模で調整し，調査の推進，意識向上，感染症の予防，そして何よりも効果的な世界規模の政策を立案することを目指している。

カースはそれ以来ReActの顔として，世界に向けて薬剤耐性研究への支援を呼びかけている。彼は一生をかけて薬剤耐性の研究に取り組んできた。そんな彼が初めて抗生物質の絶大な効果を目にしたのは，1950年代後半に彼の妹が鼓膜の感染症にかかりペニシリンを投与されたときのことである。数年後，その妹が猩紅熱《しょうこうねつ》にかかって隔離されたときも再び抗生物質が使用された。人命救助につながる貴重な資源としての抗生物質の価値は明らかだった。

カースは10代の頃，彼の母が看護師として勤務していた病院の研修生となった。しかし彼の働きは単なる研修生以上のものだった。10代の青年がもつエネルギーを注ぎ込んであらゆることを献身的に手伝ったのである。将来についての選択をする時期が来たとき，カースは進路を医学と法律に絞り込んだ。そして最終的に医学を選び，感染症を専門分野にすることに決めた。当時スウェーデンでは，アメリカとは違った形で，感染症の危険性が高まっていたのである。

感染症研究に注力している病院がウプサラ市にあったため，カースはここで職業人生をスタートした。研究医として研鑽《けんさん》を積むなかで，カースや同僚のスウェーデン人の医師たちは，抗生物質を大切に扱い，本当に必要な場合にだけ処方するよう指導を受けた。カースが抗生物質の適切な用量と濃度の研究を始めたのは，こうした理解に立ってのことだった。しかし，管理手順が確立し，抗生物質は大切に扱うべしという考えが広く認識されていたにもかかわらず，抗生物質の使用量はスウェーデンのみならず，他の北欧諸国でも次第に増えつつあった。

1990年代はじめ，スーダン南部に住む子供たちの間にペニシリン耐性肺炎球菌による感染症が流行した。これがいつかスウェーデンでも発生する可能性があることが，カースを深く悩ませた。抗生物質の処方と販売とがこのまま増加すれば，近いうち，そうした感染症の発生がより頻繁に起こるようになるだろう。カースは，現状を変えていくことに対する世間の無関心に危機感を抱き，1980年代にスチュアート・レヴィがAPUA（抗生物質の慎重使用促進協会）を通じて行ったように，世界規模のアクションを取ることを決めた。

1995年，カースと彼の同僚らは「薬剤耐性に対するスウェーデン戦略プログラム（スウェーデン語の頭文字からSTRAMAとして知られる）」と呼ばれるプログラムを通し，抗生物質の販売状況の追跡を開始した。驚いたことに，診療所や病院はこのプログラムに積極的に参加し，医師が処方する抗生物質の数についての情報を自発的に提供しただけでなく，その後，自主的に抗生物質の処方量を減らす取り組みも行った。プログラムは大成功だった。スウェーデン政府の公衆衛生部門はこれに大きな関心を寄せ，のちにSTRAMAは政府機関の傘下に置かれることになった。このプログラムにはその後，さらに多くの保健機関や医師が参加するようになり，抗生物質の処方箋や販売を減らす方法に関する情報や戦略を共有した。こうしてSTRAMAが立ち上げられてから20年後には，同様のプログラムが他の国々にも導入されていった。

しかしカースの取り組みはこれだけでは終わらなかった。STRAMAが変革のグローバルモデルとなった一方，彼はスウェーデンがすべての国を代表する国ではないことを理解していた。薬剤耐性の問題に有効な手を打とうとするなら，世界中の専門家に関与してもらう必要があったのである。2001年，世界保健機関（WHO）は世界に向けて行動を呼びかけることにした。ワシントンD.C.で大規模な立ち上げを行うべく会議の準備が整えられていった。その日付は2001年9月11日と定められていた。

しかし世界に衝撃を与えた9月11日のできごとによって，WHOは会議を延期せざるを得なかった。政治状況が落ち着くと，スウェーデンは新たな取り組みを推進しようとしたが，その頃にはWHOの関心は薄れていた。問題の深刻さを裏づけるデータも欠如していた。スウェーデンは世界的な意識向上を提唱する準備ができていたが，ほかの国々では，それを聞く準備ができていなかったのである。また，薬剤耐性が既存の世界的感染症対策の枠組にあてはまらないという問題もあった。この意識向上運動がどの感染症に向けたものかという問いに対し，明確な答えを示すことができなかったのだ。人々は腸チフス，コレラといった具体的な回答を期待したが，そのような単純な答えはなかった。そこでカースはハマーショルド財団の支援を求めたのである。これが上述のようにReActの立ち上げにつながったのだった。

2009年，ReActは国際的な目標を策定する機会を得た。欧州連合では各国がもち回り制で議長を務めることになっており，その年の議長国はスウェーデンであった。これに伴い，EUサミットはストックホルムで開催されることになった。ヨーロッパ諸国の代表がストックホルムに集まるのに合わせカースとReActが招かれ，欧州連合（EU）の健康問題に関する目標の策定に参画することになった。この会議では初めて，抗生物質耐性の問題が中心的なテーマとして話し合われた。そしてその話し合いの結果，EUは包括的行動計画を採択することとなったのだ。

抗生物質耐性問題の緊急性が高まるなか，世界はこの問題を世界的脅威として認識するようになり，対応策を取り始めた。その後2015年に策定されたWHO世界的行動計画（GAP）には，ReAct，STRAMA，その他の機関からの提案を取り入れた綱領が盛り込まれた。この計画では各国がそれぞれのニーズに合わせて目標を修正できるようになっており，ある国は意識の向上を目標とし，またほかの国は，よりすぐれた調査を実施するためのインフラへの投資を目標とした。全員が問題に責任を追う時が来ていた。すべての国が問題の解決に向け貢献したなら，世界は薬剤耐性の流れを変えることができるだろう，という希望がそこにはあった。

カースは少年時代，貴重な資源である抗生物質に心を引きつけられた。成長し科学者となったカースはまたしても抗生物質に触発され，抗生物質という資源を守るための人類のアプローチの方向性を変える組織を立ち上げたのだった。カースはこの貴重な資源に生涯を捧げてきた。過去40年にわたって人生を費やしてきたその取り組みを振り返ったとき，彼には気掛かりなことが一つあった。そもそも誰も抗生物質をつくろうとしなくなったらどうなるのだろうか？　彼のこの心配は，近年，抗生物質の開発から撤退する製薬会社が増えている，という事実に基づいていた。

第28章　パイプラインの枯渇

2018年7月11日付の『ブルームバーグ（*Bloomberg*）』誌の見出しには，「ノバルティス，抗生物質研究を中止，ベイエリアで140人の雇用を削減」と書かれていた。このニュースは研究者や公衆衛生の専門家たちに衝撃をもって受け止められた。それはまた1社，大手製薬会社が抗生物質市場から撤退したからというだけでなく，ノバルティスが30を超す抗生物質の開発を手掛けていたからでもある。このスイスの会社はその撤退理由を，抗生物質市場から既に撤退したほかの企業と同様の表現を使って説明した。ノバルティスの広報担当者は，「弊社のリソースを，より有利な立場から革新的医薬品を開発できるほかの分野に振り向けたいと考えております」と述べたのだった。

ノバルティスの発表の2カ月前には，アイルランドの製薬会社アラガンが，感染症部門から15億ドルを回収し眼科医療や神経系疾患といったほかの分野に再配分することを決定した。さらにその2年前には，世界有数の巨大製薬会社であるアストラゼネカが抗生物質事業を売却した。現在大手製薬会社のなかで抗生物質事業を継続しているのはたった4社（ファイザー，メルク，ロシュ，グラクソ・スミス・クライン）であるが，現状を鑑みるに，これらの4社も撤退を視野に入れているだろうことは容易に想像がつく。

製薬会社が抗生物質開発に前向きになれない理由は，今までの歴史や財政的現実を見れば明らかである。1950年代，1960年代は蜜月の時代で，どの製薬会社も，無限に広がっていくかに見えた抗生物質市場にこぞって参入を望んだ。しかし，その時代は突然終わりを告げた。グラム陰性耐性感染症に対する新系統の薬は，約60年前の1962年に発見されたキノロンと，フルオロキノロンの前駆体であるナリジクス酸を最後に途絶えている。そして1984年以降，新系統の薬は市場に登場しておらず，新しい薬といえば，既存の系統の薬に手を加えたものだった。パイプラインが枯渇しているにもかかわらず，開発費は急激に増大していた。1987年に2億3100万ドルだった開発費は2001年には8億200万ドルに上昇している。規制当局が，複数の国にまたがる大規模な治験を求め，また厳格なガイドラインを提示しているために治験費も同様に上昇している。

開発中の抗生物質のほとんどは市場に投入されずに終わる。抗がん剤の場合，治験が実施された薬の80％が市場に出るが，抗生物質の場合はわずかに2%が開発段階を通過するに過ぎない。このことから導き出される結果は明らかである。現在開発中の抗生物質は約50種類であるが，治験段階にある抗がん剤は，2014年だけを見ても800種類にのぼる。

抗生物質開発は，財政的な見地から見ても厳しいものがある。企業は資金の流入と流出の現在価値の差である正味現在価値（NPV）と呼ばれる指標を用い投資の現状を測定している。抗がん剤の場合，NPVはプラス3億ドル，神経障害の場合は7億2000万ドル，関節炎のような筋骨格系障害の場合はなんと11億ドルに上るが，抗生物質の場合，その数値はマイナス5000万ドルである。抗生物質への投資を続ける企業は，損失を被る可能性が高いことになるのだ。

そして，これが決定打であるが，財政面や規制面のすべてのハードルを突破したあとも抗生物質の未来には薬剤耐性の問題が控えている。新たな抗生物質は特別な状況に備えて温存され，厳格な監視のもとで少しずつ使用される。これは貴重な資源を守ることに力を入れている人々にとって素晴らしいことかもしれないが，投資を回収するために薬をなるべく多く販売しなければならない製薬会社にとっては不都合なことなのである。利益重視の大手製薬会社にとって，抗生物質開発事業から撤退するということは難しい決断ではないだろう。

その適例が，南サンフランシスコに拠点を置く製薬会社アカオゲンの事例である。同社は，カルバペネム耐性菌を含む多剤耐性菌によって引き起こされる複雑な尿路感染症を治療するためのプラゾマイシンと呼ばれる薬を開発し，FDAは2018年夏にこれを認可した。これはアカオゲンにとって大きな成功であったが，FDAから認可を得てからの最初の一年の薬の売上は100万ドル未満と思わしくなかった。そして同社は2019年4月，破産に追い込まれてしまったのである。

製薬会社にとって，抗生物質はもはや優良な投資対象とはいえなかった。しかし，私たちのこうした見方がまったくの間違いである可能性はないだろうか？　抗生物質の開発をボストンやバルセロナだけでなく，北京やバンガロールのベンチャー企業に外注してみてはどうだろうか？

おそらく私たちは抗生物質の開発モデル全体を近々に再考する必要があるだろう。法学者ケビン・アウターソンは，まさにそれを目指していた。20世紀後半，世界最大の公衆衛生危機を引き起こしたHIVがサハラ以南のアフリカで蔓延した際，医薬品へのアクセスの問題が明確になった。このときの経験が次の章で紹介されるアウターソンのアイディアを育んだのだった。

第29章　古くからある事業を新たな方法で

南アフリカでアパルトヘイト体制が崩壊してから6年の歳月が流れ，ネルソン・マンデラも大統領職を退いていた。しかし多くの南アフリカの黒人たちはアパルトヘイトに代わる新たな脅威，エイズに直面していた。共和国大統領のタボ・ムベキは，紛争の解決といったアフリカ大陸全体の差し迫った外交問題や，雇用を通じた中産階級の強化に力を注いでいた。しかし彼が家族や地域社会を破壊しているエイズ危機に早晩立ち向かわなければならないのははっきりしていた。

ムベキは，2000年7月に開かれた第13回国際エイズ会議で演説を行ったが，HIVについては語らず，南アフリカが直面している最大の問題は貧困であると述べた。彼は貧困に関連した疾病全般について語ることに終始し，HIVがエイズの原因であると述べるのを拒否したため，会議に参加していた研究者たちの憤りをかった。2カ月後に開催された国会でムベキは「エイズの原因はHIVウイルスではない。そんなことはありえない」と述べている。

ムベキが公に述べたこの見解からもわかるように，彼がその後に策定した保健政策は効果のない見当違いのものであり，そのために何百万人もの患者が命を落とした。しかし南アフリカでエイズに苦しむ人々が直面していた問題は，ムベキの無理解だけではなかった。抗エイズ薬が高価なために利用できなかったのである。2000年時点の南アフリカにおいて，エイズ治療にかかる患者一人あたりの年間薬価は約1万5000ドルであった。しかしほとんどの患者の年間所得はこの数字より低く，抗エイズ薬は人々にとって高嶺の花であった。これらの薬が製造されている西ヨーロッパ諸国では，薬代は国の保険で完全にカバーされるか高額の補助金が支給されていたが，南アフリカではこうした政策が皆無だったのである。

その結果人々の不満が高まり，問題意識をもつ南アフリカ人たちは，アパルトヘイト時代に築き上げたやり方，つまり市民運動，意識向上運動，直接行動を起こした。ザッキー・アハマットは10人のほかの活動家とともに「治療行動キャンペーン（TAC）」と呼ばれる組織を立ち上げ，抗エイズ薬の法外な価格に対する抗議活動を始めた。当時，抗エイズ薬の特許は製薬会社大手3社が保有していた。これはこの3社が薬価をコントロールし，その結果，薬へのアクセスをもコントロールしている，ということだった。しかしムンバイに本社を置き，ジェネリック薬の製造を専門とする製薬会社，シプラはその独占領域に参入し，喜んで薬をつくり，現在の価格に比べずっと安い値段で抗エイズ薬を南アフリカの人々に提供すると発表した。シプラは薬を製造するための特許をもっていなかったが，TACは特許にかまっていることはできなかった。大手製薬会社から国際的な圧力がかかることが予想されたが，彼らは薬を必要としている人々のために，リスクを冒してシプラと共同でこの取り組みを進めることにした。

大手製薬会社は薬の権利を手放すことを断固として拒否した。イギリスの製薬会社，グラクソ・スミス・クラインのCEOは，シプラの経営陣を彼らの知的財産および薬からの収益を盗む「海賊」と呼んだ。両者の間に争いが起こると，南アフリカ政府はどちらの側につくかで揺らいだが，国内，そして国際的な世論に押され，ついにシプラに南アフリカで抗エイズ薬を販売することを許可した。大手製薬会社は当然ながら南アフリカ政府を訴えた。彼らは，特許も製造ライセンスももたないジェネリック薬製造会社に薬を販売することを許可するのは契約違反であり，製薬会社の権益を積極的に損なおうとするものだと主張した。

官僚主義に陥っていた南アフリカ政府が治療を手頃なものにするかどうかの判断を巡って優柔不断な態度を見せるなか，患者側の不満は高まっていった。そこでTACは，HIV危機の高まりと手頃な価格で治療が受けられない現状についての認識を高めるための運動を開始した。TACは世界中の組織と連携し，ロンドンからニューヨーク，ムンバイからメルボルンといった地域でデモを展開した。この運動の支持者らは，危機的状況にある人々の命を救うためすぐにも薬を使えるようにすべきだという，当然の主張に賛同した。かくして国際的な圧力が功を奏し，製薬会社は訴えを取り下げ，TAC，エイズ患者，ジェネリック薬製造会社に大きな勝利がもたらされたのだった。

2005年頃になると，医薬品の特許と薬の利用を巡って世界の法曹界で熱い議論が戦わされるようになった。学者のなかには製薬会社の肩をもつものもあった。国際市場で特許を保護できないなら，製薬会社は新薬を開発する能力を維持できないではないか？　反対に患者の側に立つ学者はこう主張した。製薬会社が特許を保護するのはよい。しかし患者がそれを利用できないなら，新薬に何の存在意義があるというのだろう？　多くの患者の命が危険にさらされている現在，TACのような組織の取り組みは称賛されてしかるべきではないだろうか？　世界的なHIV危機は，薬の利用，開発，価格をめぐる論争のきっかけとなったが，こうした要素すべては，薬剤耐性について考えるとき，特別な意味をもつのである。

2005年の『保健政策, 法律, 倫理に関するイエール大学学術(*Yale Journal of Health Policy, Law, and Ethics*)』誌に掲載された論文で，この問題を提起したものがある。論文の著者は当時ウェストバージニア大学の准教授であったケビン・アウターソンで，彼は製薬会社が手頃な価格での薬の利用(薬価を下げることを意味する)と研究開発費のバランスを取るにはどうすればよいかについて議論を展開した。100ページにおよぶ論文の脚注のなかに，時間の経過と知識の価値について触れた箇所がある。彼は薬剤耐性が増加する時代の薬の開発について考える際，新たなモデルが必要だとし,「知識というものは使用されることによって破壊されることはないが，その知識を利用できなければその価値は失われることがある」と述べている。

つまり，彼が述べているのはこういうことである。知的財産法による保護がなければ,開発者はその発明から経済的な利益を得ることはできない。そのために通常特許は20年間有効であり，その期間，開発者(または，より広義には，特許保持者)は開発した製品を独占的に販売することができる。自然な流れとして推論されるのは,元の開発者が20年間独占的に利益を獲得し，その特許が切れたあとはほかの企業も市場に参入することができる，ということである。しかし，この法律は，20年経っても製品がまだ有益であるという前提に立ってつくられているのである。この前提が成り立たないとしたら，どうなるのだろう？　20年後, 薬の有効性が失われていたら，あるいは有害なものになっていたとしたら？　この疑問はアウターソンを悩ませた。その明らかな例が抗生物質だった。

抗生物質は,開発を支える知的財産権の核となる前提を覆す存在だった。アウターソンはこの問題に気づいてからというもの，会議やセミナー，公聴会に出席し，証言などを研究し，夢中でこの分野の知識を吸収していった。製薬会社についてもよく調べ，経営陣から話を聞き，公衆衛生分野の関係者，感染症専門医，CDCの職員とも知り合いになった。

一方，大手製薬会社にとって，抗生物質の開発を続ける財政面での前向きな理由はほとんどなかった。薬剤耐性は進行していたが，皮肉なことに，その速度は多くのイノベーションが必要になるほどには早くなかった。大手製薬会社は抗生物質開発から次第に手を引き，ガンや糖尿病の薬から得られる利益に力を入れるようになった。この問題に気づいたFDAの高官が，抗生物質のパイプライン（供給）が「危機的状況にある」と発表した。

その後の10年間，アウターソンはこの問題の研究を続け，新薬の開発に対する投資を増やすにはどうしたらよいかを話し合う国際的な議論に加わった。この問題は次第に世界的な注目を集めるようになった。アメリカはこの問題に関しヨーロッパに後れを取っていたが，状況は変わりつつあった。2014年9月，バラク・オバマ大統領は薬剤耐性に関する大統領令を発した。この大統領令は，科学技術諮問委員会に対し，国家行動計画を策定する特別作業部会の立ち上げを求めるものだった。特別作業部会に与えられた期間は6カ月で，その国家行動計画はアメリカが今後薬剤耐性の問題にどう対処するか，その方向性を決定するものになるはずであった。

作業部会は2015年3月27日に行動計画を発表した。そのなかには，この問題を語る際によく使用される用語，問題の規模を示す恐ろしい統計，細菌が耐性を発達させる際にかかる選択圧，重要な抗生物質へのアクセスと使用を管理するための監督と報告の仕組みなど，すべてが盛り込まれていた。しかし，それだけではなかった。薬剤耐性の問題に対処していくための確固たる資金が準備されていたのである。報道発表で「同計画は，薬剤耐性と戦い，これを予防するための連邦政府資金を，現在のほぼ2倍の12億ドル強に引き上げて実施されるもので，2016年度会計予算と一致したものである」ことが伝えられた。

同計画では，抗生物質パイプライン強化の必要性が強調されていたが，大手製薬会社は前向きではなく，彼らが積極的に開発に取り組めるようにするには，従来のやり方を変える必要があった。そのための仕事は，生物医学先端研究開発局（BARDA）に任されることになった。

BARDAは2006年，国家安全保障に脅威を与えるバイオテロ，化学攻撃および核攻撃，パンデミック，およびその他の公衆衛生上の緊急事態に対する国家の備えを強化する取り組みの一環として，ジョージ・W・ブッシュ大統領によって立ち上げられた。薬剤耐性を重大な脅威として想定することはアメリカにとっては異例のことで，ホワイトハウスは基礎科学に割り当てられた助成金や資金を用いて研究を進めるという従来のやり方を好まなかった。BARDAは集中的に問題解決に取り組むことを旨とする機関だった。この方針はアメリカ国立アレルギー感染症研究所（NIAID）と連携することで，さらに強固なものになった。NIAIDの所長，アンソニー・ファウチ博士は感染症の専門家で，アメリカ国立衛生研究所（NIH）に長く務めてきた人物である。彼は大手製薬会社による薬剤耐性問題への関心の薄さに危惧を抱き，何らかの手を打って状況を変化させたいと考えているところだったのである。

2016年2月16日，BARDAとNIAIDはホワイトハウスの支援を受け，野心的な発表を行った。BARDA-NIAIDが連携し，イノベーションを促進し，薬剤耐性の問題を解決する有望な製品のパイプラインを構築するため，2億5000万ドルを「新たな構想の実現を支援する技術開発促進組織」に提供するというのである。その技術開発促進組織はバイオテクノロジー企業に資金を提供する役割を担うが，薬を開発した企業を所有することはない。最も有望な薬を開発したバイオテック企業は，その技術開発促進組織からの資金を確保することができ,払い戻す義務がないというのである。しかし，このような大胆な計画が本当にうまくいくのだろうか？

このとき，アウターソンはボストン大学の教授職に就いており，また世界有数のバイオテック企業の代表も務めていた。彼はBARDAの発表を見るとすぐにロンドンの友人に電話して，助成金申請書を提出するつもりはないか尋ねた。その友人とは，アストラゼネカの上級副社長を務めるジョン・H・レックスで，彼はEUの政策を策定する会議で何度かアウターソンと共同で作業をしたことがあった。レックスは医師，教授，そしてNIAIDの元研究員で，最近は製薬会社の幹部を務めており，薬の開発プロセスを熟知していた。彼は職業人生の大半を，さまざまな感染症を治療するための新薬の開発に費やしてきた。アウターソンはレックスに自分の考えを提案した。抗生物質の発見と開発の最良のアイディアを世界中から集めるイノベーションセンターを立ち上げたらどうだろう？　アウターソンの提案は大胆なものだったが，レックスは大いに気に入り，このアイディアに乗ることにした。

二人は大きな課題に取り組むことになった。BARDAは，それが革新的なアイディアだからという理由だけでは計画に資金を提供しないだろう。BARDAのパートナーになるには，取り組みが本物であるという証拠を示し，また学術界や産業界から資金を集める必要があった。2億5000万ドルを得るには，ただ一枚の助成金申請書を書く以上のことをしなければならなかったのである。そこでレックスはネットワークを活かし，まずウェルカム・トラストに目を向けた。

ヘンリー・ウェルカムが9歳のとき，ミネソタ州の彼の故郷，ガーデンシティはたびたびスー族の来襲を受けた。スー族は先祖伝来の土地を失ったこと，そしてアメリカ政府が約束していた補償の支払いを拒否したことに憤激していたのである。戦いは激しく，多くの血が流れた。戦いのあと，ウェルカムは薬局を経営し負傷者の治療支援を行っていた叔父を手伝い，また町の防衛のため，銃弾をつくるのを手伝うことさえあった。しかし，彼の心を捉えたのは前者で，彼は医学に対して強い関心をもつようになった。

その後ウェルカムは，薬理学を学び巡回セールスマンになった。彼は1880年，友人のサイラス・バロウズに会うために大西洋を渡ることになる。バロウズはSMバロウズ株式会社を立ち上げ，アメリカ製の薬をイギリスに輸入していたのである。二人は落ち合うと，新しくバロウズ・ウェルカム株式会社を設立し,当時新しい薬剤形態だった錠剤の販売を始めた。その頃のイギリスでは薬は粉末か液体の形で売られていた。しかし錠剤の場合，一つひとつの粒に正確な量の薬が含まれていることから，簡単にしかも安全に薬を服用することができたのだ。新たな錠剤ビジネスは瞬く間に成功を収めた。事業は軌道に乗り，そしてバロウズ・ウェルカム株式会社は多くの利益を得たのだった。

バロウズが1895年に亡くなると，ウェルカムは同株式会社の唯一の責任者となった。彼の経営のもと，バロウズ・ウェルカムは優秀な技術をもつ優良企業であり続けた。ウェルカムは1936年に亡くなったが，同社はその数年後，最悪の判断ミスを犯してしまう。1940年に同社の二人の化学者がペニシリンの研究が進められていることを耳にしてオックスフォードを訪問したものの，結局オックスフォードの研究グループへの支援を断ってしまったのだ。しかし，ヘンリー・ウェルカムのレガシーは別の形で存在を留めることになった。ウェルカムは亡くなる前に，生物医学研究を支援するための信託団体を設立したのである。このウェルカム・トラストは年々拡大を続け，1995年には製薬部門を売却し親会社から完全に独立した組織となった。

ジェレミー・ファラーがウェルカム・トラストの代表に就任した2013年には,同トラストはイギリスで最大(世界では二番目)の生物医学研究のための公益団体になりつつあった。ウェルカム・トラストにとって，ファラーは理想的な代表だったといえる。彼はシンガポールで生まれ，子供時代をニュージーランドとリビアで過ごした。その後ロンドン大学で医学の学位を，さらにオクスフォード大学で博士号を取得した。ファラーは元々神経学を専攻していたのだが，学業が終わりに差し掛かる頃，神経学は自分のやりたいことではないと気がつき，感染症の分野に転向した。その後彼はベトナムに拠点を置くオックスフォード大学の臨床研究ユニットの責任者として，生まれ故郷の東南アジアに赴任し，そこで17年間を過ごした。その間彼は公衆衛生，感染症について豊富な経験を積み，さらにより重要なこととして，科学とアドボカシー活動，イノベーションと政策を組み合わせる必要性を学んだのだった。彼がウェルカム・トラストの代表に就任したことにより，こうした豊富な経験（ベトナムで薬剤耐性の現状を直接目撃したことも含め）が，同トラストにもたらされたのである。

2016年，ウェルカム・トラストは，一流の研究者であり，かつて同団体から資金提供を受けたことのあるジョン・レックスからアプローチを受けた。レックスはウェルカム・トラストでアウターソンの構想のプレゼンテーションを行った。ウェルカム・トラストは関心をもったものの，初回の会議では支援の約束をしなかった。

しかし，事態は急速に進展した。というのも，ウェルカム・トラストは，より効果的に世界的課題に対応するにはどうしたらよいかを見直している最中であり，またイノベーターやバイオテック企業を含め，ほかのパートナーと連携した，新しい研究の方向性を探っているところだったからである。またウェルカム・トラストは，ハイリスク，ハイリターンのプロジェクトを支援することにも熱心だった。結果，ウェルカム・トラストはアウターソンの構想を支援することに傾いたのだが，この構想をともに支えるパートナーを必要としていた。

この頃，イギリス政府は薬剤耐性が国内，そして世界的な医学・公衆衛生上の最優先課題であることを既に公式見解としていた。

この課題に対応する一つの重要なステップとして，イギリス政府は2016年，世界レベルで抗生物質耐性問題に取り組む抗菌薬耐性センター（AMRセンター）と呼ばれる新しい半官半民の機関を設立した。これは，ファラー，レックス，アウターソンにとって完璧なタイミングだった。BARDAの助成金申請の期日までにアウターソンは，ウェルカム・トラストとAMRセンターから共同で，1億ドルの資金提供を約束する手紙を受け取ったのである。

2016年7月28日，BARDAは，薬剤耐性への取り組みを促進する組織を立ち上げる目的で，アウターソン，レックス，およびボストン大学の彼らの研究チームに対し助成金を付与することを発表した。この取り組みは，Combating Antibiotic Resistant Bacteria（薬剤耐性菌との闘い）の頭文字をとってCARB-Xと呼ばれた。彼らはアメリカ政府とウェルカム・トラストから，現状を変えていくための何億ドルにものぼる資金を手に入れたのだった。

CARB-Xの目標はイノベーションを促進し薬剤耐性問題の解決を目指すことである。しかしこれは新しい会社の起業を助けるためのものではなく，厳密にはベンチャーキャピタルでもない。CARB-Xは抗生物質と診断法の前臨床開発および初期開発に資金を提供するのだが，気をつけなければならないのは，新たな基礎科学のアイディアには助成金を提供しない点である。 CARB-Xから資金提供を受けた企業は，多額の自己資金を用意し，また既に原理の証明をしている必要がある。CARB-Xは中小企業にインセンティブを与えるため，通常のベンチャーキャピタルとは異なり，それらの会社の株式を保有したり最終製品に対し所有権を保有することはない。またCARB-Xは企業による科学的探求や治験に助言やガイダンスも提供する。

CARB-Xは意欲的に活動し，初年度には12社に資金提供を行った。彼らはたった2年で5カ年計画の目標を達成した。ボストンの小さな組織であるCARB-Xは，今や世界中の40を超す企業を支援している。ビル&メリンダ・ゲイツ財団やドイツ政府など，新たな資金提供者も加わり，現在総資金は5億ドル強にのぼる。

アウターソンは優れたアイディアを見出し，また小規模なバイオテック企業に申請を薦めるために世界中を飛び回った。CARB-Xの活動が始まって2年目が終る頃には一定の成果が表れ始めた。7カ国で33のプロジェクトが進行していたが，そのうちの五つのプロジェクトが第1相臨床試験の段階に進んだのである。新たな系統の薬に焦点を当てたもの，既存の薬に焦点を当てたもの，またワクチンや新たな診断法に焦点を当てたプロジェクトも五つあった。プログラムのペースは早く要求水準は高い。こうしてCARB-Xは大手企業がやりたがらない抗生物質の開発にも邁進《まいしん》しているのである。

アウターソンが自らの先駆的論文に，あの脚注を書いた当時考えていたように，時間が常に味方になってくれるとは限らない。薬剤耐性に関していえば，むしろその逆こそ真実なのかもしれない。つまり薬剤耐性の一歩先をいこうとするなら，全速力で走らなければならないのである。

第30章　300年の歳月を経たアイディア

アクラム・カーン*は，トラックの運転手としてパキスタンとアフガニスタンを行き来しながら働いてきた。荷主が誰なのかは知らなかった。カラチ市の南端にある港で荷物を集荷し，北西方向に約1500km離れたペシャワールまで運転していくこともあった。あまり睡眠を取らずハイスピードで運転しても2日はかかった。そしてペシャワールで一旦休憩を入れ，国境を越えてアフガニスタンに入るのだった。カーンが自分の運んでいる荷物について知っているのは，これがアメリカに関係する何か重要なものであるということだけで，たまにNATOという言葉を耳にすることもあった。しかし，彼はあまり質問しすぎないようにしていた。給料はよく，家族と過ごす時間を取ることができたし，仕事中に誰かから指図されることもなかった。しかし戦争が続き，運んでいる荷物が何であるかに関係なく，トラックの停止を命じられることが多くなった。アフガニスタンからのドローン攻撃が始まり，最後にはそれはヘリコプターによる攻撃に発展

---

*プライバシー保護のため仮名とした。

した。地元の人々が殺され，当局が動き出すに至って，トラックでの往来は困難になり，カーンは新たな仕事を探さなければならなくなった。

カーンは両親，妹，妻，四人の子供を養うために安定した仕事を必要としていたので，村の人々と同じようにカラチに向かって南下することにした。テロと結びついた地域出身の人々が誰しも経験したように，カーンも周囲からテロリストなのではないかと疑いの目を向けられた。しかしカーンは諦めず仕事探しを続け，ついに働き口を見つけることができたのだった。遠い親戚の知り合いだという医師の下で，運転手として働くことになったのである。

2018年，カーンはしつこい咳と発熱に悩まされるようになった。彼のいとこは，処方箋がなくても抗生物質を売ってくれる，近所の薬局で薬を買ってはどうかと彼に勧めた。しかしカーンは薬局ではなく，彼の雇い主である医師のところへいった。すると医師はカーンに抗生物資は使わないようにと言い，鎮静剤(正確にはパラセタモール)を出してくれた。鎮静剤を飲むと熱は確かに引いたが，翌朝にはまた熱がぶり返してしまった。そこで彼は再びパラセタモールを飲んでみたが効果はなかった。カーンは医師がもう少し強い薬をくれることを期待したが，医師は彼に血液検査を受けるように勧め，最寄りの臨床検査所へカーンを送った。

臨床検査所はパキスタンのあちこちにあり，巨大な利益を挙げている。医師は検査のために指示書を書くが，病院は資金が不足していて必要な血液検査を行うための設備がないことが多い。そのため患者は臨床検査所を自ら見つけ，要求された額を自己負担で支払わなければならないのである。カーンは検査費用が給料から差し引かれることは十分承知のうえで，そうした臨床診療所の一つに出向いた。検査結果は3日後に出た。その間カーンはずっと調子が悪く，熱があり喉も痛かったが，それでも彼の雇い主の直感を信じていた。

カーンがその検査結果を雇い主の医師のところへもっていくと，医師はそれを見てまだはっきりした結果が得られていないと判断し，カーンにあといくつか検査を受けるように言った。こうしたやり取りが2週間程続き，カーンはさらに検査費用を払わねばならなかった。そして彼の雇い主は，依然としてはっきりした結果が出ていない，と言うのだった。カーンの体調は少しもよくならず，仕事を続けようにも体が言うことを聞かなかった。医師は苛立ちを見せるようになり，ついにカーンは解雇されてしまった。

その後カーンはいとこと暮らすようになった。このいとこがカーンに抗生物質をくれたので，それを数日間服用したところ，なんと体調がよくなったのである。彼は最初から，抗生物質に頼ればよかったのだと悟った。カーンは家に抗生物質を蓄え，またすぐに飲めるようポケットにもいくつか抗生物質を入れてもち歩くようになった。これらの抗生物質は低品質，あるいは粗悪品である可能性もあるが，カーンは気にしていない。生計を立てられなくなるよりは，一か八かうまくいく可能性に賭けようと思うのである。

病気を的確に診断することのできないこうした検査システムのために，不利な立場に追い込まれている人々は世界中にたくさんいる。カーンも，そのうちの一人である。しっかりした保険制度がないことから検査費は高額（特に貧しい人々にとって）で，しかも常に正確だとは限らない。カーンは最初に体調が悪くなったときに抗生物質を飲んでおけば，仕事も給料も失うことはなかったと信じている。彼は仕事を失い，そして検査システムへの信頼をも失ってしまった。

アクラム・カーンの，そして世界中の何百万人という人々の問題は，「迅速診断法」と呼ばれる技術的解決策が開発されれば解消できるだろう。迅速診断法は，診療の現場で用いられるテクノロジーで，大掛かりな機器，専門スタッフ，あるいは高価な消耗品を必要としない診断法である。世界は，カーンが経験したような発熱の原因を正確に手頃な値段で迅速に診断し，そして診断が下ったらその病気を治療するための適切な薬を示してくれる，そんな迅速診断法を必要としている。正確な診断ができれば，抗生物質を必要とする患者には抗生物質が確実に渡るようにし，また抗生物質を必要としない患者が抗生物質を服用して薬剤耐性の問題を悪化させるようなことを防ぐことができるだろう。

イギリスを拠点とするある資金提供機関が，薬剤耐性スクリーニングにおける迅速診断検査の必要性を認識し，世界中の発明家たちに迅速診断法の開発に挑戦するよう呼びかけている。インセンティブを与えて問題を解決に導こうというこの手法は，300年前に世界の航海のあり方を変えたアイディアが元になっている。

1707年10月22日，スペイン継承戦争中にジブラルタルからポーツマスへ撤退していたイギリスの海兵隊員たちは，自分たちがイギリス海峡の南西を航行していると考えていた。しかし実際には彼らはシリー諸島沖にある高い岩に向かって進んでいたのである。この位置誤認の結果，イギリス史上最悪の海難事故が起き，200人近い海兵隊員が命を落とすことになった。事故の根本原因は，船の正しい現在地を把握すること，ひいては船がどこへ向かっているのかを判断するのが困難なことであった。

その後も同様の事故がたびたび起きたため，イギリス議会は1714年，経度法と呼ばれる法律を可決した。これは，航海中の船がどの地点からでも経度を正確に確認できる方法を発明した者に，2万ポンドという当時としては破格の賞金を与えるという法律であった。多くの人々がこの難題に挑んだが，賞金を勝ち取ったのは，ジョン・ハリソンというイギリス人の時計職人だった。彼はマリン・クロノメーターという装置を発明することによって，経度を正確に測定するという課題を解決したのである。

このアイディアは300年後に引き継がれ，新たな経度賞が発表された。

イギリスの慈善団体である国立科学技術芸術基金（National Endowment for Science Technology and the Arts：NESTA）が，ジョン・ハリソンの発明300周年を記念して，もう一度人類最大の課題を検討すると述べたのである。NESTAは差し迫った六つの課題を国民に提示し，そのなかから最も力を注ぐべきだと思われるものを選ぶよう求めることにした。NESTAは，六つの課題として，環境に害を及ぼさない飛行方法を考案すること，持続可能な栄養価の高い食料を確保すること，体が麻痺した人が再び運動能力を回復すること，世界中の誰もが清潔な水を使用できるようにすること，認知症の人々が尊厳を保ち独立した生活を送ることができるようにすること，薬剤耐性の増加を防ぐこと，を選んだ。

投票は2014年5月に始まった。2014年6月24日，アリス・ロバーツ教授が「投票の結果，『細菌感染症に対する手頃で，迅速かつ使い勝手のよい検査法を発明し，世界中の医療従事者が適切なときに適切な抗生物質を患者に投与できるようにすること』が選ばれました」と発表した。賞金は800万ポンドにのぼった。

手頃で迅速かつ使い勝手のよい検査法を開発する，というこのアイディアは素晴らしいが，実現は非常に困難である。原因不明の発熱は診断を下すのが非常に難しく，特に診療の現場で，正確な判断を下すのは容易ではない。現在最新の方法を用いれば，細菌感染症，細菌の性質，抗生物質がそれに有効かどうかを判断することはできるが，これらを診療の現場（世界中のアクラム・カーンが頻繁に訪れる検査所のような場所）で行うには，たくさんの人手と大規模な設備が必要である。この賞の目標は，そうした人手や設備なしで，診断を正確に行う方法を見出すことである。賞の主催者は数に限りのある抗生物質の有効性を温存したいと考えており，そのために，抗生物質を必要とする患者だけが抗生物質を，それも適切なタイミングで入手できるようにしたいと望んでいる。

人類の健康や生存の脅威に直面し，世界には創造的機運が高まりつつある。そうでなければなるまい。大手企業にとって開発のインセンティブが十分ないのなら，政府や民間団体が介入する必要がある。経度賞の受賞者はまだ発表されていないが，これは私たちが何世紀もかけて科学そのものから学び取ってきたことだけではなく，その困難に挑む冒険心を取り入れた一つの例だといえる。これは，困難な問題を解決するために，自己利益，エゴ，そして利他主義を活用しようとする取り組みであり，必死の呼びかけなのである。

第31章　お砂糖ひとさじで

2011年のある日，筆者が画面をスクロールしながらニュースを読んでいると，「お砂糖ひとさじで苦い薬も飲めるのよ*」という見出しが目に止まった。筆者は子供や妻が繰り返しこのフレーズを歌うのを聞いたことがあった。そのためこの見出しに興味をそそられ，詳しく読もうと記事をクリックしたところ，それは抗生物質と筆者の同僚，ジェームズ・J・コリンズについての記事であることがわかった。

コリンズは大学時代，クロスカントリーのスター選手で，マサチューセッツ州ウースターにあるホーリークロス大学の陸上部に所属していた。大学2年生になる頃には1マイル（約1.6km）を4分17秒で走れるようになったが，さらに上位を目指し，4分で走れるように取り組んでいた。きつい練習に加え，学業方面での要求水準も高く，体への負担は大きかった。3年生になると，彼は繰り返し連鎖球菌性咽頭炎にみまわれるようになった。医師に抗生物質を処方してもらうと，一時的に回復するのだが，1週

---

*ディズニー映画「メリー・ポピンズ」で歌われる歌。

間後にはまた喉頭炎がぶり返してくる。コリンズは，13回にわたりエリスロマイシンの投与を受けなければならず，憂鬱な気分だった。担当医は，走るのをやめなければ心臓が恒久的なダメージを受けると言い，彼に走るのを止めるよう勧めた。

20年後，コリンズの母，アイリーン・コリンズも息子と同じように抗生物質を服用していた。そしてこれまた同じように彼女も完全には回復しなかった。事の始まりは，腰痛であった。彼女は腰痛のためカイロプラクターのところへいったのだが，そのカイロプラクターが施術中に誤って椎骨の一つを折ってしまったのである。アイリーンは，激しい痛みにみまわれた。症状が深刻だったため，このとき医師は注射で鎮痛剤を投与した。おそらくこの注射針が感染のきっかけとなったのだろう。アイリーンは間もなくブドウ球菌感染症を発症してしまった。その後の5年間，彼女は断続的に抗生物質バンコマイシンの投与を受けた。医師は，薬の投与量や投薬計画を変更したりしたが，彼女の症状は改善しなかった。

コリンズ自身が20年前に経験した再発性の感染症と，彼の母がかかった感染症とは，共通点をもっていた可能性が高い。感染菌が抗生物質の攻撃を避ける能力をもっていたのだ。これは耐性とは異なるのだが巧妙なしくみで，細菌は抗生物質の攻勢下では省力モード，あるいはスリープモードに入る。抗生物質の攻勢が終わると細菌は目を覚まして増殖を開始し，再び患者を苦しめるのである。こうした細菌は「持続するもの（Persisters）」と呼ばれ，厳密に言えば耐性菌とは異なる。スリープモードに入る能力さえなければ，これらの細菌は遺伝子的に抗生物質が効く細菌と同じなのだ。しかしこのスイッチを切る能力は，これらの細菌が耐性の貯蔵庫として作用することを意味している。こうしたたゆみない進化のなかで生き残った細菌は増殖し，次世代の細菌には耐性をもつことを可能にする突然変異が生じる傾向がある。こうした進化が数世代にわたって続くと，細菌はもはやスリープモードに入る必要がなくなる。彼らは活発な耐性メカニズムを通し抗生物質と戦う能力を身につけるのである。

コリンズは2000年代半ば頃，この「持続菌」に関心をもつようになった。彼の母が再発性感染症を患っていた時期と，彼の研究グループが休眠状態に入った細菌を目覚めさせ打倒する方法を研究していた時期は，ちょうど重なっていた。彼の母の例からも明らかなように，患者に投与する抗生物質の量を増やしても問題の解決にはならなかった。そのため何か別の手立てを見つける必要があったのである。コリンズは持続菌の研究を続け，代謝を活性化させれば持続菌が目覚める可能性があることを知った。代謝を回復させることができれば，これらの細菌は，生殖を含む基礎的機能を働かせるエネルギーを生産するために，その生化学機構を再び活性化させるだろう。代謝が機能している細胞は，あらゆる種類の化学反応が起こっているため，再び抗生物質に感受性を示すようになる。コリンズと彼の研究グループは糖について考えた。抗生物質の投与前，または投与時に糖を加えることで，持続菌を目覚めさせ，攻撃対象にすることはできないだろうか？

コリンズらはフルクトースやブドウ糖を含む多くの糖を，さまざまな抗生物質と組み合わせて試すことにした。彼らは，グラム陰性菌（大腸菌）とグラム陽性菌（黄色ブドウ球菌）の両方の感染症における，持続菌の研究を開始した。ほとんどの抗生物質は糖と組み合わせても効果を発揮せず，持続菌は休眠状態のままであった。研究グループは次にアミノグリコシドと呼ばれる系統の抗生物質を試すことにした。

1960年代はじめに発見されたゲンタマイシンは，この系統に属する薬である。コリンズらがゲンタマイシンを使って実験を行ったところ，糖と薬の組み合わせが機能したのである。糖を吸収した細菌は目を覚まし，その結果薬が効果を発揮した。ゲンタマイシンは尿路感染症（UTI）に日常的に使われているため，研究グループはこの糖と薬の組み合わせが果たして，ペトリ皿の外でも効果を発揮するのか疑問に思った。そこで彼らは尿路感染症を発症したネズミを使って仮説を検証することにした。その結果，適切な量の糖を加えることによって，薬は感染症を一掃し，持続菌の問題が解決することがわかったのだった。

コリンズらは，添加物が抗生物質の効果をどのように高めているのかについての研究をさらに進めているところだったため，この結果に大いに刺激を受けた。コリンズの研究グループの研究課題はもう一つあった。それは抗生物質がどのように人の細菌叢《そう》に影響を与えるかである。最初，科学者たちは細菌を死滅させることに力を入れていたが，最近の発見により腸内細菌の重要性がわかってくると，ヨーグルトから健康食品まで，新製品やマーケティングによって腸内の細菌叢を保護あるいは強化するという考えが強調されるようになった。これにより，抗生物質が人の腸内の善玉細菌にどのような影響を及ぼすかという疑問が生じるようになったのである。

研究者のほとんどは抗生物質が完全に不可逆な形で腸内細菌叢を変えてしまうのかどうかを知りたいと考えている。しかしコリンズは少し違う考え方をしていた。腸内細菌に感染症と戦うための力を与えることのできる抗生物質とほかの分子（糖など）を与えたとしたらどうなるのだろう？　腸内細菌による健康維持の働きを高めることができるだろうか？　あるいは腸内細菌内部の自然のプロセスを利用してそれらを変化させることによって，既存の抗生物質が既に効果を失ったかに見える状況においても，抗生物質に再び効果を発揮させることはできるだろうか？

第32章　細胞内での衝突

1980年代にイランとイラクの間で起きた激しい戦争は両国に壊滅的な打撃を与えた。特にイラン側の受けた被害は大きかった。強制的な徴兵によって若い世代に属する男性全般が前線に送り出され，その多くは帰らぬ人となった。停電と空襲警報は日常の一部と化し，経済が立ちゆかなくなるにつれ，人々の多くがイラン国外へ脱出する機会をうかがうようになった。

ホウラ・メリックの家族も国外へ逃れるチャンスを探していた。彼女の家は裕福で，周囲から尊敬を集める有力な一族であり，彼らはメリックの母の名にちなんでつけられたゴルジ通りからそう遠くない，イランの中心部に暮らしていた。しかし戦争がすべてを変えてしまった。1983年，メリックの兄は14歳になろうとしていた。家族は彼が革命軍に召集されるのを望んでいなかった。そのためメリックの家では，アメリカに住む叔父を頼りに，アメリカのグリーンカードを申請していたのである。この申請を取り扱っていたアメリカ国務省移民局は，親切ではあったが，特に早急に手続きを進めてくれるというわけではなかった。これ以上イランに留まっていれば，兄は召集され，聖戦の大義の下，人間の盾として命を投げ出さなければならないかもしれなかった。

そこでメリックの家族はトルコへ逃れ，1985年8月，イスタンブールに到着した。彼らはイスタンブールで改めてグリーンカードの申請手続きを再開することにした。半年ごとにイスタンブールのアメリカ総領事館でヒアリングが行われ，その度にカードの発行は間もなくだと言われた。しかし，このプロセスは実に13年にわたって繰り返された。イランに戻ることも試みたがこれもうまくいかず，メリックの家族は1988年にアンカラへ移ることになった。今や一家は困窮していた。この間彼らはひたすらグリーンカードを待っていた。1989年，メリックの兄は高校を卒業し，エンジニアリングを学ぶため北キプロスへいくことになった。これを機にメリックの父がまずイランに帰国し，メリックと母はやや遅れて父に合流したのだが，イランでの生活はさらに困難であった。9カ月後，彼らは，兄が数人の大学生と共同生活を送る小さなアパートで暮らすため，北キプロスへ向かうことになった。

彼らは生活のための資金をほとんどもっていなかった。兄の暮らすアパートには弾丸の痕がたくさん残っており，1974年に起きたトルコによるキプロス侵攻を思い出させた。メリックと母がこのアパートに住む大学生たちのために料理と洗濯をする条件で，一家はここにただで住めることになった。当時まだ9歳だったメリックも母と交代で台所に立ったが，母は心を病んで体調が優れないことが多く，双極性障害との診断を受けた。さらに両親は離婚するに至り，メリックと兄は自分自身だけでなく，母の面倒も見ざるを得なかった。

グリーンカードが手元に届いたとき，メリックが感じたのは喜びではなく困惑だった。多くの年月が経過し，グリーンカードはもはや家族を一つにしてくれるものではなく，それでなくても崩壊寸前の家族をさらにばらばらにしかねないものになっていた。メリックの兄は21歳を過ぎていたので既に永住資格がなく，両親は離婚していたため，父も資格を失っていた。母は精神疾患に苦しんでおり，財政面，あるいは家族からのサポートがない状態での移動は難しかった。家族のなかでアメリカにいくことができるのは，メリックただ一人だったのである。

メリックは高校を卒業後ホテルの受付係として働きながら，医療検査の結果を待っていた。医療検査に通ればアメリカへいくことができるはずだったのである。メリックはシアトルにいる叔母と暮らすことになっていたが，細かいことを話し合うために電話をしたところ，叔母はその話はなかったことにして欲しいと言った。叔母側も家庭問題を抱え，新たな責任を引き受けることが難しかったのである。メリックのアメリカいきは，ついに頓挫するかと思われた。

しかし，予期せぬできごとが起こった。メリックが働くホテルに，テキサスから来たイラン人の一家が滞在していた。彼らは初対面であったが，互いに関心をもつようになった。その一家は，メリックから夢いっぱいの話が聞けると期待して，グリーンカードでどんなことを計画しているのかと尋ねた。しかし，期待に反し，事情を説明するメリックの声は絶望に沈んでいた。その一家，アラビス家の人々は，メリックに彼らの家に滞在してはどうかと申し出てくれた。この言葉を頼りに，メリックは1週間後，テキサスへ向け出発したのだった。

メリックはダラスフォートワース空港に降り立つや，すぐに生活に必要なものを揃えた。運転免許証，社会保障カード，そして時給6.25ドルのアイスクリームショップでの仕事を確保し，アパートを借り（もちろん慎ましやかな住居だったが），数カ月後には病気の母を呼び寄せるための手続きも開始した。彼女は地元のコミュニティカレッジに入学したのを皮切りに，テキサス大学のアーリントン校からオースティン校へ，そしてヒューストン大学へと移動しながら常に完璧な成績を維持した。そしてヒューストン大学で生化学に出合うことになったのである。メリックはいくつかの権威ある奨学金と助成金を受けながら，生物物理学と生化学の学士過程を優等で修了した。

メリックは科学に情熱を注ぎ，ヒューストン大学から研究技師としてボストン大学へ移り，その後ブランダイス大学で大学院生として細菌とDNAの研究に携わった。彼女は，2017年にノーベル賞を受賞したマイケル・ロスバッシュ博士，その後スーザン・ラヴェット博士の指導を受けて博士論文に取り組み，1年半で論文の完成に漕ぎ着けた。博士号を取得するとすぐにポスドク研修のためにMITに移り，その後，ボストンから大陸を横断する形で，かつて彼女がアメリカ生活のスタートを切ることを夢見ていたシアトルのワシントン大学で，待ち望んでいた助教授の職に就いた。

メリックがシアトルにたどり着くまでの間に，彼女はさまざまな障害や込み入った問題，そして衝突を乗り越えてきた。奇しくも彼女の研究室では，既存のシステムや構造が衝突したとき，どういったことが起こるのかを研究していた。といっても，もちろん，メリックや彼女の同僚たちが注目していたのは，細胞の内部での衝突，つまり転写とDNA複製という二つの基本的な生物学的プロセスについてであったが。

転写は遺伝子発現の第1段階で，DNA二重らせんがその情報をRNAへコピーするプロセスである。RNA（あるいはリボ核酸）は，あらゆる生物に存在し，その主目的はDNAに保持されている情報を変換しタンパク質をつくり出すことである。タンパク質は細胞の主要な働き手で組織や臓器の形成作業のほとんどを担い，その形成方法を制御する。転写はそのタンパク質の生成を開始するプロセスの最初の一歩である。一方複製は，その名が示す通り，新しい娘細胞がその親細胞と同じになるよう制御する，DNAのコピーがつくられるプロセスである。

この転写と複製の二つのプロセスが，ねじれたはしご状のDNAの同じ2本鎖のうえで起こることがある。これを同じ線路のうえを進む2台の列車と考えよう。この2台の列車は同じ方向に進むこともあれば，互いに正面衝突することもある。この衝突が，突然変異につながることがあり，その突然変異は細胞にとって有利なものも不利なものもある。

突然変異はむろん進化の中心だが，メリックは細胞が進化を加速する別のメカニズムをもっていることに気づいた。メリックはこの衝突に関する情報を使って時計を逆方向に進めることはできないかと考えた。この「進化の速度を遅らせることは可能だろうか？」という疑問はさらに別の疑問に発展した。進化の速度を遅らせることで，細菌が薬剤耐性を発達させるのを阻止することはできるだろうか？　細胞が複写や転写などのプロセスを経る過程で，DNAが損傷を受け修復が必要になる場合がある。この修復は損傷を回復させるタンパク質によって行われる。Mfdは，DNAの損傷を修復するそうしたタンパク質の一つである。メリックの研究室ではMfdが突然変異の発生率を高める働きがあることを明らかにした。では，このタンパク質を除去したらどうなるのだろう？　そうすることで細菌細胞が洗練された防御能力を身につけるのを食い止め，その細胞の抗生物質に対する感受性を保つことはできるだろうか？

この頃になると，メリックはこの分野の期待の新星とみなされるようになり，卓越した創造性を示す移民に与えられる特別な賞，ビルセック賞を受賞した。この賞を受賞後，メリックは学部長に招かれ，そこで研究の次のステップについて質問を受けた。メリックは彼女の新たな構想について話した。進化を阻止するというアイディアは創造的ではあったが一見突拍子のないもので，アメリカ国立衛生研究所では資金提供の対象とはみなしていなかった。学部長はこのアイディアの特異性だけでなく，メリックが資金の不足に悩んでいるということも心に刻んだ。

それから３日後，彼女はビル＆メリンダ・ゲイツ財団からeメールを受け取った。そこには，ビル・ゲイツが水曜日にあなたに会いたがっています，という簡潔なメッセージが書かれていた。

水曜日に行われた小規模なミーティングには，アフリカとインドの医療従事者が参加しており，彼らはそれぞれの国における薬剤耐性（AMR）の影響について語った。最前線からの話は衝撃的なものだった。彼らの話はイランやトルコとは遠く離れた地域のものだったが，悲惨な状況を嫌というほど経験してきたメリックは，話を聞きながら貧困，落胆，絶望に苛まれた自分の過去を思った。

ゲイツ氏とAMRグループとのミーティングは，メリックにとって運命を変えるできごとだった。会議後，彼女は自らの型破りなアイディアが非常に重要なものであり，また実現可能なものであることを確信していた。さらに，彼女は研究のための資金も手にすることができた。ゲイツ財団が彼女を支援することを決定したからである。

メリックと彼女の研究グループはMfdをターゲットとし，Mfdをもつ細菌と，Mfdをもたない細菌に対する抗生物質の効果を慎重に調べた。彼らはサルモネラ菌と結核菌を研究対象として選んだのであるが，その結果は驚くべきものだった。Mfdをもたない細菌細胞はMfdをもつ細菌細胞と比べ，薬剤耐性を発達させる可能性が，ほぼ1/1000だったのである。この結果は科学界で話題を呼んだ。本当に進化を薬で止めることができるのだろうか？　薬剤耐性感染症患者に，抗生物質と「進化を止める薬」の二つを投与することは可能なのだろうか？

メリックは今，AMR問題を解決するための，進化を止める薬の開発方法を研究をしている。彼女はそれが簡単な道ではないことを承知している。FDAが進化を止める薬を認可した前例はなく，また人を対象とした治験を行おうとすれば，それは，詳細な検討を必要とする倫理問題になるだろう。

しかし，この前代未聞のアプローチは，結核といった病気の治療に頭を痛めている，世界中の貧しい国に住む人々の助けになる可能性があるのである。

メリックのたどった発見への歩みは，手強い課題に直面した人類の創意工夫と成功の輝かしい例である。テキサスのイラク人一家，ビル＆メリンダ・ゲイツ財団，そしてホウラ・メリックをともに支えた多くの人々や組織，つまりこの発見を実現に導いた支援者たちも，この科学の勝利と希望の物語の一部なのだ。長期にわたる不遇や困難な環境のなかでも，それに耐え，芽を出す天才はいる。そして彼らは細菌に対する人類の戦いを，ついには勝利に導いてくれるかもしれない。

第33章　安全保障か，人命の尊重か

2017年10月15日，50歳になるある医師がベルリンで1000人を超す聴衆の前に立っていた。この会議は「世界保健サミット」と呼ばれる，国際社会全体の保健について話し合う最大規模の年次イベントで，2008年から毎年，ドイツの首都で開催されてきた。会議にはドイツとポルトガルの保健大臣，WHO，アメリカ，EU，日本などからの外交官や上級保健担当官のほか，ヨーロッパの大手製薬会社の責任者も出席するなど，世界の公衆衛生問題の解決に関与しているほぼすべての組織が代表を派遣していた。

当時，国境なき医師団（MSF）の代表を務めていたジョアン・リウ博士は，病気との戦いにおける西側諸国政府の偽善を非難するスピーチを行おうとしていた。

リウの専門は小児医療である。彼女はカナダ，ケベック州の小さな町で中華レストランを経営する中国人移民の家庭に生まれ，フランス語で授業が行われる小学校へ通ったために，彼女の英語にはフランス系カナダ人特有のアクセントがある。聴衆のなかには既に彼女を知っている人もいれば，今日初めて知ったという人もいた。リウは一つひとつ言葉を慎重に選びながら穏やかに話した。彼女は与えられた10分のなかで思うところを伝えるつもりであった。リウのスピーチはエボラ出血熱を中心にしたもので，そのメッセージは簡潔だった。

エボラ出血熱が国際社会全体の保健における最優先課題として扱われるようになったのは，アメリカやヨーロッパ諸国がエボラ出血熱を自国の安全保障に関わる問題だと認識して以降のことであった。それ以前に，西アフリカでは1万1000人近くの人が亡くなっていたが，これは医療制度が崩壊した貧しい人々の住む，遠く離れた国で起こった悲劇と捉えられていたに過ぎなかった。リウは，近年の戦争で荒廃したイエメンの例も取り上げた。彼女がスピーチのなかで，アフリカ，中東，南アジアの貧しい地域の例を挙げるにつれ，彼女の主張は説得力を増していった。

リウがスピーチの最後に行った指摘は，彼女の前に座っている大臣や官僚に直接向けられたもので，彼らは気まずい思いをしたのではないかと思われる。彼女は富める国の健康危機へのアプローチが，自国の安全保障のみをベースにしたものであることを批判したのである。彼女は出席者に問うた。国家の安全保障上の利益が，生存をかけた戦いを続ける人々の健康や生活状態より重視されてよいものだろうか？　健康問題解決のために対策を講じる力をもった国々が，自国の安全保障を他国の人々の命より重視するようでは，国際社会全体の健康など実現しない。彼女は今回のサミットが，これまでのような何の意味もなさない不毛なサミットになることを許してはならないと訴えた。

ジョアン・リウは聴衆から大喝采を受けた。

リウは医師になろうと決意したときのことを鮮明に覚えている。彼女は最初ホッケー選手になりたいと思っていた。しかしアルベール・カミュの小説『ペスト』を読んだことで,彼女の人生は変わったのである。リウの心を捉えたのは，主人公の「私は人の死に慣れっこにはなれない」というセリフだった。

国境なき医師団（MSF）で働くことはリウの夢だった。リウは1996年，その機会を得てモーリタニアで働き始めたが，当時の彼女には，MSFの方針が「何かをする」ことであり，必ずしも「正しいことをする」ではないように感じられ，たった3カ月でモーリタニアでの仕事を辞めてしまった。彼女の夢は苦い失望に変わった。しかし，そうした失望を味わいつつも，彼女はMSFの使命を信じ，もう一度MSFに戻ることにした。その後モントリオールのマギル大学の小児科で研究医として研鑽《けんさん》を積みながら，スリランカ，ケニア，パレスチナ，ハイチ，アフガニスタンで働く日々を送った。2013年，MSFインターナショナルの会長に立候補した彼女は，見事選出されることとなった。彼女が会長職について以降，MSFでは積極的に薬剤耐性の問題に取り組み始めた。この問題は彼女が何年もの間取り組みたいと思っていた課題だったのだ。

MSFは，紛争によって外傷を負った患者の治療を，ほかのどの団体よりも多く行ってきた。これはMSFのスタッフは日常的に感染症と抗生物質の使用に向き合っているということを意味する。MSFは伝統的に，薬剤耐性の論争には加わらず，広域抗生物質の使用を含む，感染を防ぐための「ベストプラクティス」アプローチを継続してきた。広域抗生物質は，特定の病気にしか有効でない狭域抗生物質と異なり，さまざまな感染症原因菌に有効な抗生物質である。広域抗生物質の使用は人の腸内細菌叢に悪影響を与えるという懸念がある。また広域抗生物質に対して発生する耐性は，特定の抗生物質に対して発生する耐性と比較して，抗生物質全体が役に立たなくなってしまうという問題もある。しかしMSFは，彼らの使命は命を救うことだと主張してきた。彼らはわずかな資金で，できるだけ短時間のうちにその使命を達成する必要があったのだ。

患者に対して個別の検査を実施し，治療計画を立てることは不可能だった。時間や費用のかかる，大規模な検査を行うこともできなかった。すると，術後ケアが不十分な場合に薬剤耐性が発生するリスクが生じる。MSFは病院では感染症を管理できても，自宅での術後ケアすべてを管理することはできない。MSFが最も重要な活動を展開している紛争の続く貧しい地域では，管理は特に難しい。MSFは世界の抗生物質使用の在り方を変えることを望んでいるが，世界の大国の利益を考えると，それは容易なことではないのである。MSFでは，大国の視点から見た国際安全保障や国内の安全が，薬剤耐性への対応の基準になりつつある現状を憂慮していた。

2014年に始まった世界健康安全保障アジェンダ（GHSA）が，その一例である。薬剤耐性問題に対する，国内および国際的な安全保障アプローチを促進することを目的として，アメリカがその枠組づくりと拡大に，主導的役割を担ってきた。この取り組みを支持する人々は，薬剤耐性は経済，人，ひいては国家の安全保障に対する脅威であるから，世界は薬剤耐性の問題を，新たな感染症の大流行と同じように扱うべきだと主張している。

この考え方は，アメリカの権力の中枢から支持を受け，ほかのヨーロッパの政府もこれに追随しており，数十億ドル規模の資金援助を得ている。しかし，すべての人がこの考えに賛同しているわけではない。世界健康安全保障アジェンダを推進するにあたって，使用される言葉には好戦的な響きがある。その目標は薬剤耐性感染症に打ち勝つことであるが，「安全保障」という文言に公衆衛生の専門家は神経を尖らせているのである。紛争地帯で働く人々は，この言葉はすべての命を平等と捉える国際的意識の醸成には役立たないのではないかと心配している。このアジェンダは，「敵国」に住む人々の命を守ることにも適用されるのだろうか？　多くの人々の懸念を端的に言い表せば，医療を安全保障の観点から扱うと，医療はすべりやすい坂道を転がるように，いとも簡単に兵器化されてしまうのではないか，ということである。先進国の安全な都市では，安全保障という言葉は安心感をもたらしてくれるが，独裁者がにらみをきかす発展途上国では，この言葉は威嚇的な響きを帯びるのである。

ジョアン・リウは，この問題に関し，MSFが今までのように傍観者でいることを望まず，MSFが薬剤耐性の国際的議論において果たす役割を変えたいと考えていた。彼女は国際社会の保健問題が，安全保障の観点から扱われるようになりつつある現状を問題視している人々の一人である。そして安全保障の名のもとに，豊かな国だけが恩恵を受け，よくあることながら最貧国が不利益を被ることになるのを心配しているのである。彼女は紛争地帯や人道上の危機が発生している現場で何十年にもわたり経験を積んできた。その経験を踏まえ，アメリカとヨーロッパに対するその国の戦略的重要性に関係なく，すべての国のすべての人の尊厳を確保しなければならないと主張している。リウは世界で起きている紛争が，薬剤耐性問題の最大の盲点の一つだと考えており，国際社会がこの問題に立ち向かうことを望んでいる。彼女は，大国の神経を刺激することを恐れず，多く場合不都合なものとして隠蔽される，薬剤耐性が広がる構造的理由の一つをはっきり指摘しているのである。

私たちは，宗派，部族，国，地域などをめぐる絶え間ない戦争や紛争を通じて，細菌の手助けをしているようなものだ。細菌が増殖し，適応し，耐性を身につけ，私たちすべてに（紛争地帯から何千km離れたところにいようとも）影響を与え得る手段を提供している。私たちが薬剤耐性に対し常に巻き返しを図らねばならない状況に陥らずに済む唯一の方法は，私たち一人ひとりが健康でいることであり，それは銃を通しては絶対実現できないことなのである。

第34章　世界の健康を包括的視点で

スティーブ・オソフスキーがシロサイを目にしたのは，彼が7歳のときだった。オソフスキーは自宅からわずか数時間のところにある動物園，キャッツキル・ゲームファームに来ていたに過ぎなかったが，幼い少年にとっては，世界の果てに来たように感じられた。それと同じ感覚をシロサイも感じていたに違いない。

オソフスキーの父はそのシロサイが，ニューヨークから見て地球の反対側にある国，南アフリカから来たのだと言った。不思議なことだが，オソフスキーはそこでシロサイと見つめ合いながら，人と動物の命は人が考えるよりも深く絡み合っているのではないか，という思いに打たれた。この出会いは少年の人生を大きく変え，彼は野生動物の獣医になると決めたのだった。

高校，大学，獣医学部時代を通し，オソフスキーは家畜や野生動物について重要なさまざまな経験を積んだ。エバーグレーズ国立公園では，フロリダパンサーに関わる仕事をし，ケニアでは象に関わる仕事をした。世界のどこへいっても，彼は常に野生動物の保護について考えていた。獣医学の学位を取得したのち，彼は1年間小動物医学と外科研修を修めた。その後，テキサス州の小さな田舎町，グレンローズ（ダラスから南西に約120kmの地点にある町）のフォッシルリム・ワイルドライフ・センターで働く機会を得た。敷地面積約7km^2のこのセンターは，1984年から一般公開され，絶滅危惧種の保護に取り組んでいる。オソフスキーは熱心に仕事に打ち込んだ。そしてこのセンターでの経験により，新たな可能性が開かれることとなった。彼はアフリカで野生動物の獣医になろうと，アフリカのさまざまな国に履歴書を送った。するとボツワナ政府が彼を雇用できるかもしれないと，返信してきたのであった。

オソフスキーはこのチャンスに飛びついた。さっそく荷物をまとめてボツワナに向かい，1992年，ボツワナ野生動物国立公園局初の野生動物獣医となった。オソフスキーが本拠地にしていたのは首都ハボローネであったが，彼は人がまばらにしか住まない広大な国内を絶えず旅し，国立公園や動物保護区を訪れた。

当時のボツワナで特に大きな問題となっていたのは口蹄疫だった。牛が感染症にかかっていると世界の牛肉市場と取引できなくなるため，畜産農家には大きな打撃となる可能性があった。野生のアフリカ水牛が媒介となって牛に口蹄疫のウイルスが感染するのであるが，ボツワナのような国々が家畜をこの病気から守るために伝統的に取ってきた方法は，ワクチンの投与と，水牛との接触を避けるために広大なフェンスを設けることだった。しかし，この動物の行き来を遮断するためのフェンスは，1950年代後半に最初に建設されて以来，渡りをする野生動物の障害になっていた。建設から数十年が経っていたが，この問題は未解決のままだった。今までの多くの人々がそうだったようにオソフスキーにも明確な解決策があるわけではなかった。

1994年，彼はフォッシルリム・ワイルドライフ・センターの責任者となるべくテキサスに戻った。そしてその数年後，ワシントンDCにあるアメリカ国際開発庁のアメリカ科学振興協会（AAAS）の，特別研究員の資格を得た。これは，オソフスキーの人生を変えるもう一つの機会となった。続いて彼は，野生動物の保護を行う非営利セクターに活動の場を移し，2003年，野生生物保護協会（WCS）で「環境と開発のための動物と人間の健康（AHEAD）」プログラムを立ち上げた。

オソフスキーがWCSに加わることになったのは，ウィリアム（ビリー）・カレシュという人物からの招きがあったからである。カレシュ自身も，並外れた経歴の持ち主であった。彼はサウスカロライナ州のチャールストン出身で，幼いときから動物に強い関心をもっていた。彼の家は親を失った鳥やリス，アライグマを保護するためのシェルターと化していたほどである。彼がいかに熱心だったかは，毎年夏に保護して家に連れ帰った動物のために，独自の「段階的リリース」プログラムをつくり上げたことからも伺える。カレシュは大学で，ビジネスからエンジニアリングに移籍するなど自分の進むべき道を探し当てるのに苦労していた。しかしある友人の母に，動物に情熱を感じるのなら動物に関わる仕事をしてはどうかとアドバイスをもらったことがきっかけで，彼の心は決まった。彼はクレムゾン大学で生物学の学士号を取り，次いでジョージア大学で獣医学を修めた。獣医学部を卒業後，カレッシュは数多くの研修に参加し世界中で働くうちにブロンクス動物園で職を得て，そこでWCSの責任者を務めていたのだった。

2000年代はじめ，カレシュは一つのレンズを通して動物の健康と人の健康を考える新しいアプローチとして，One Health（包括的健康）という言葉をつくった。カレシュの下で，ボブ・クックとともに働くことになったオソフスキーは2004年，ロックフェラー大学で最初の「One World, One Health会議」を開催した。この会議は，人，動物の健康や，環境の健全性とその保護を結びつけることを目的としたもので，その開催のタイミングは完璧だった。当時,「鳥インフルエンザ」「エボラ出血熱」「慢性消耗病」といった病気が流行し，人間と動物の健康を分けて考えることが困難であることが明確になりつつあったからである。

オソフスキーはこの会議に大きな手応えを得ていたが，会議を締めくくるにあたり，今後の行動の基礎となり，またOne World, One Healthのアイディアを広めていくのに役立つ，大きな理念を示したいと考えた。そこで彼は,「One World, One Healthに関するマンハッタン原則」を起草したのである。この原則は同会議で話し合われ，採択された。

「マンハッタン原則」は，その声明のなかで，世界の指導者，市民社会，健康に関与する世界中の機関に向け，世界を構成する要素の相互の結びつきを理解するよう呼びかけている。

それは全部で12の原則からなり,「人，家畜，野生動物の健康と，病気が人，食糧，経済にもたらす脅威との本質的つながり，そして，健全な環境と生態系を維持するのに私たちすべてが必要とする生物多様性」を理解することを求めるものや,「動物と人間の健康インフラへの積極的投資」,「国際的な協力,教育を通じた意識の向上」を求めるものもある。また,「食肉を得ることを目的とした野生動物のハンティングを抑制する取り組み」や,「野生動物の個体数が人間の健康，食糧の確保，より広範な野生動物の健康に緊急かつ重大な脅威をもたらすという学際的かつ国際的な科学的コンセンサスがない限り，野生動物の大量殺処分を制限するよう求める」といった具体的なものもある。しかし，このリストでは，薬剤耐性については触れられていなかった。

世界的な感染症の流行が続いたことで，One Healthとマンハッタン原則は急速に注目されるようになった。東アジアでの鳥インフルエンザの発生が定期的に報告されるようになり，新たな病気が鳥，豚，牛から人に感染するのを人々は恐れていた。食糧農業機関（FAO）はこの機運を，薬剤耐性に関する，世界的な議論の一部に「動物の健康」を組み込む機会と捉え，One Healthの初期の提唱者となったほか，国際獣疫事務局（OIE）もOne Healthを提唱した。またCDCでも2009年にOne Health部門を設立するといった動きがあった。その後数年間にわたり，感染症の世界的流行への備えが調査，診断，封じ込めを含め，重点分野となったものの，薬剤耐性問題は，たまに議論のなかで表面化するだけで，中心的な話題として扱われることはなかった。しかし2015年，その状況は一変することになる。

2015年11月に発表された論文により，中国の養豚場でコリスチンが広く使われていることで，動物と人間の健康に影響を及ぼす，薬剤耐性菌が発生していることが明らかになった。その後インドや東南アジアの養鶏場，そしてヨーロッパの工業的畜産の現場に至るまで，立て続けに同様の事例が報告された。過去にスチュアート・レヴィがアメリカで，ウィッテが東ドイツで目にした，動物から人間へ薬剤耐性菌が受け渡されるという事態が，今や世界規模で起こるようになった。小さなDNA単位，プラスミドは，ある種の細菌から別の細菌へと乗り移ることができ，普通の細菌を超細菌に変えてしまう。これらの薬剤耐性菌は，食肉や汚染された水路を通じて農場から自由に人間へと移動する。このように人間と動物の健康は複雑に絡み合っている。そのため薬剤耐性問題を考えるとき，その解決策は両方に対応したものでなければならないのであり，もはや動物と人の健康を分けて考えることはできない。One Healthアプローチは今後有効な解決策を見つけるための最良の方法の一つなのである。

第35章　総力を挙げて

科学的発見や技術革新をめぐって描かれる物語は，誠実とはいえない側面がある。本，伝説，映画，演劇を通して語られる物語には，一匹狼の科学者が主人公として登場する。そしてこの人物（いつもきまって男性である）が，偶然，創造性，意志の力で画期的な発見を成し遂げる様子が描かれる。この描写のなかでほとんど常に見落とされるのが，その発見を可能にした，縁の下の力持ちともいえる人々の存在である。それは財政的支援者であることもあるし，先見の明ある政治家，意欲的な民衆，科学系の大企業であることもある。発見に科学的天才性や幸運が必要なのは言うまでもないが，それだけで成功を収めることはできないものだ。俯《ふ》瞰《かん》的に見ると，発見には大勢の登場人物，そして豊かな歴史的背景が必要なのである。薬剤耐性問題解決への取り組みもその例外ではない。

1885年にイギリス政府に主任医務官（CMO）という役職が設けられて以来，2010年まで，女性が主任医務官に任命されたことは一度もなかった。イギリス初の女性主任医務官となったのは，サリー・デイビスという人物である。デイビスの前任者であるリアム・ドナルドソン卿が，イギリスに蔓延していたアルコール依存症と，公共の場での喫煙率を減らすことに力を注いだように，主任医務官の主要な任務は，政府に国民の保健に関する助言を行うことである。

デイビスは，母は科学者，父は神学者という家庭に生まれ，家庭内で倫理とモラルについての議論がたびたびなされるような学問的に恵まれた環境で育った。彼女は医学を学び，マンチェスター大学とロンドン大学から学位を取得している。2012年に主任医務官に任命されてすぐ，彼女は薬剤耐性に取り組むことを発表して同僚らを驚かせた。イギリス国民の公衆衛生を古くから守ってきた保健関連組織は，この決定を歓迎しなかった。糖尿病や精神疾患そして心血管疾患に至るまで，注力すべき問題が数多くあるなかで，デイビスが薬剤耐性の問題を選んだことは，よく言っても風変わりな選択であり，悪く言えば緊急の課題から目をそらす行為に見えた。この主任医務官は，イギリスの公衆衛生の実情を知っているのだろうか？というささやきも聞かれた。

騎士に相当する爵位を与えられ，デイム・サリー・デイビスとなっていた彼女にとって，この選択は，現時点での危険に対する取り組みに留まるものではなく，現在と未来と過去をつなぐ取り組みでもあった。微生物学はかつて，イギリスの生物学の最も重要な分野であった。デイビスはイギリス政府に関心をもってもらおうと薬剤耐性の報告書を作成した。薬剤耐性の問題は注目されて然るべき問題ではある。しかし，単に報告書を作成するだけでは，イギリスからも世界からも，十分な関心を得られないことは初めからわかっていた。関心を得るためには，主任医務官よりもっと著名な人物の関与が必要だった。デイビスは当時のイギリスの首相，デビッド・キャメロンこそ適任者だと考えたのである。

デイビスが首相との会合を要請したところ，首相サイドから2014年3月19日に面会できるとの回答を得た。会議は長くはかからなかった。キャメロン首相は，会議が終わりに差し掛かる頃には，何かしらの対策を講じなければならないことを確信した様子であった。

この会議から4カ月後，キャメロン首相は次のような発表を行った。「このイギリスの偉大な発見は，何十年にもわたりイギリス人家庭を守ってきただけではなく，世界中の何十億もの命を救ってきました。しかし，その効力が今までにないほど危険にさらされています」。キャメロン首相が述べた「この発見」とは，抗生物質のことであり，いわゆるオックスフォード大学のダン病理学研究所の画期的発見を指しているのだった。彼は抗生物質に関する脅威と今後に関する報告書を作成するために委員会の設立を命じた。この報告書は何千回も引用され，その後5年間にわたり世界が薬剤耐性に対応する際の重要な基準になった。この委員会を率い活動を監督する人物として選ばれたのは，科学者でも医師でもなく，経済学者で金融畑を歩んできたジム・オニール卿であった。

ジム・オニールは，強運の持ち主といえるかもしれない。彼は2001年9月9日，ニューヨーク市のワールドトレードセンターで会議を主催し，数日間そこに留まって企業エコノミスト向けに重要な経済問題について議論するはずだった。しかしたまたま予定を早く切り上げ，9月11日の前の晩にイギリスに帰国することにしたため，難を逃れることができたのである。また，彼には先見の明があったということもできよう。経済学者として教育を受けたオニールは，中国，1990年代後半のアジア経済危機，そしてますます増大するグローバル化の問題を専門分野としていた。彼はこれらの問題を論じた「Building Better Global Economic BRICs（よりよい世界経済BRICsの構築）」というタイトルの論文を2001年11月に発表している。BRICという用語はブラジル，ロシア，インド，中国の英語の頭文字を合わせた言葉であるが，オニールによりこの用語が生み出された。現在では，この四つの国だけではなく，新興経済国を広く表す経済用語として定着している。しかし何よりも，ジム・オニールは次に述べるできごとで，人々の注目を集めた人物なのである。

2014年5月，オニールはイギリス財務省の高官から電話で，キャメロン首相が創設する新しい役職に就くことが可能であるか打診を受けた。その任務の内容とは，薬剤耐性の現状を包括的かつ世界規模で捉える取り組みを主導することであった。この問題についての知識をまったくもっていなかったオニールは，一旦この提案を家にもち帰って熟考を重ねた。そして家族の説得もあって，この仕事を引き受けることを決意したのであった。

数カ月後，オニールはデイビスに，彼独自の方法で作業を進めるつもりであることを告げた。彼は自らが熟知する分野である世界経済のレンズを通してこの問題に取り組むことにしたのである。オニールと彼の研究グループは，2年間にわたり，数え切れないほどの会議，データ収集，計算を続け，薬剤耐性の現在の流れを変えるため，「十戒」と呼ばれるものをまとめ上げた。これには，大規模な意識向上運動，衛生状態の改善，感染症の予防，農業や畜産業における抗生物質使用の低減，薬剤耐性および抗生物質消費に対する世界的調査，迅速診断法の開発，ワクチンや代替医薬品の開発，新たな診断法と医薬品の開発に向けたイノベーション基金の設立，新薬（および既存薬の改善）の研究および開発に向けたインセンティブの向上，そして世界が足並みを揃えてこの問題に当たるための組織の設立が含まれていた。また彼は，感染症に関わる現場で働く人々の職場環境，給与，社会からの評価を改善する必要があると提唱した。

オニールの委員会の調査結果は，現在薬剤耐性について論ずる際，必ずといってよい程引き合いに出されるものになっている。しかし，世界を驚愕させたのは，この十戒のリストではなく，委員会が行った推定だった。それは，何の対策もせずこのままの状態でいけば，2050年までに毎年1000万人が薬剤耐性感染症で命を落とすだろう，という予測であった。これは，ニューヨーク市とシカゴ市の全住民を合わせた数の人命が毎年失われる，ということである。オニールの報告書を否定する声がなかったわけではないが，この報告書は2016年の秋までに世界的な話題になった。

デイビスはオニールの報告書を用いて世界的変化を促そうとした。2016年9月21日，国連本部にて，彼女にとっての最高の瞬間が訪れた。国連で健康に関する首脳級の会議が行われたのは史上わずかな回数しかなかったが，この会議はその四度目の会議となったのである。この会議では，増大する薬剤耐性の脅威に打ち勝つための決議が検討され，加盟国193カ国のすべてがこの決議に賛成票を投じた。それは長い道のりであり，その過程で数え切れないほどの会議や世界中の国々の政治家，スタッフ，医師，活動家による努力がなされてきた。こうしてデイビスが，薬剤耐性を私たちが取り組むべき課題として選んだことは正しかったと証明されたのである。

さらに重要なのは，私たちがこの物語のなかに希望の道筋を探り出すことができる点である。この物語のなかでは，イギリス初の女性主任医務官が首相からの支持と関心を取りつけ，その首相が世界の健康問題の解決を経済学者に任せるという一風変わった連携が描かれているが，この連携が科学的前進を促したのである。一個人，あるいは一国というのではなく，人類全体が年間1000万人もの命が失われるかもしれないという脅威に直面したとき，たった一人の科学者の才能に希望を託すのは，賢明でないばかりか，歴史に反するやり方といえよう。薬剤耐性問題の解決に向け，優秀で大胆な構想をもった多くの科学者やイノベーターが，継続的な資金提供を通した支援を待っている。社会学者，経済学者，活動家，政治家，公衆衛生の専門家もまた然りである。世界全体が幸せな未来を迎えるには，人類の物語のなかのあらゆる適任者に注意を向け，その力を結集していく必要がある。というのも，主人公は実のところ，私たち自身だからである。

エピローグ

本書は伝記の形を取って書かれているが，伝記というと通常は未来のことまでは扱わないものだ。しかし，薬剤耐性の問題について考えるとき，その未来を考えないわけにはいかない。それは私たちの生死に関わる問題だからである。毎年数千万人が死亡するという，「この世の終わり」的観測が現実味をもつものである一方，近年の希望のもてる新たな展開もまた現実である。技術的観点から見ると，ワクチンやファージ療法に期待が寄せられている。経済的観点からいえば，製薬会社にインセンティブを与え抗生物質の研究と開発を促進するという構想が提案されている。またWHOには，薬剤耐性についての監視を強化し，経済上の立場やその大小を問わず，すべての国がこの問題に取り組むようもっていかなければならないという新たな切迫感が生じている。ピュー・チャリタブル・トラストのような機関は，データ収集，情報共有，意識向上運動を組み合わせて薬剤耐性の問題に関連するリスクや可能性を明らかにしている。調査報道ジャーナリスト協会は，薬剤耐性と感染症の発生地からの調査報告を通し，問題を浮き彫りにする独自のプロジェクトを立ち上げた。

これらを通し，現在の流れを変えることはできるのだろうか？

この問いに対する明確な答えはない，という事実に私たちは人類全体として恐れを抱くべきである。開発パイプラインの薬は最終的に成功するかもしれないし，しないかもしれない。市場や投資家は無慈悲であり，彼らが投資するのは必ずしも人類にとって最大のメリットがあるところではなく，経済的見返りが最大の場所であることが多い。ファージ療法は有望であるが，その裏づけとなる大規模な治験はほとんど行われていない。またすべての抗生物質をワクチンに置き換えることはできない。そして世界中で，さまざまな形で展開されているワクチン反対運動も，引き続き問題を生み出している。国際的な意識向上運動は善意に基づく歓迎すべきものだが，ブルキナファソやボリビアといった国の村落の小規模農家に，その運動が伝わることは稀である。2017年の国連決議以降，多くの国家行動計画が策定されたが，それは単なる机上の計画である。こうした計画は資金と政治的意志を必要とするものであるが，現在あまりに多くの担当官僚が明確な実施計画をもたないまま，それぞれの国の保健省のオフィスに，座して時を過ごしているのである。

さらに懸念されるのは，グローバル化に対する大衆迎合的反応である。ここでは薬剤耐性のレンズを通してではなく，経済のレンズを通してのみ物事が考察される。国際的取り組みへの関与を減らし，移民排斥を支持し，高い壁を建設し，「自国第一主義」に異議を唱える人物に対しては処罰を望む，といった行為は国際的な協力関係の構築を困難にしている。イスラエルの感染症専門家，ジリ・レジェブは，何十年にもわたりパレスチナの医師や患者のために尽力し，パレスチナの貧困地域の薬剤耐性の問題に取り組んできた。しかし，米国政府がパレスチナをサポートする，すべてのプログラムへの資金提供をカットしようとしているため，活動を続けることができなくなっている。またサウジアラビアが主導したイエメンでの紛争，アフガニスタンのタリバン，あるいはコンゴの武装勢力によって病院が攻撃を受け，感染症や薬剤耐性を封じ込めようとする，何十年にもわたる努力が損なわれる結果となっている。紛争で使用される弾丸や爆弾は，直接人命を奪うだけでなく，重要な医療施設を破壊し，人類を脅かす超細菌の蔓延を助長しており，三重の意味で人命を奪っているといってよい。

人類は現在，自分自身を救うというよりは，むしろ超細菌の蔓延を助長するかのようにふるまっている。

細菌は，「進化と適応，そして生存をかけた次なる戦いへの備え」という，生命が誕生した当初から連綿と行ってきた行為を今後も続けるだろう。私たちは，自らの行為によって，細菌が単独で行うより速いと考えられる速度で，優秀な武器を獲得する手助けをしているのだ。しかし，この本のために行った何百というインタビューのなかで，筆者は，多くの課題や不満があるにもかかわらず，人々が将来を楽観視しているのを感じ取った。この楽観主義は，人間の創意工夫，膨大な未発見の自然の資源の存在，そして団結によって生まれる力を信じる気持ちに根ざしているものであり，また平和への深い関与と，あらゆる場所のすべての人を守りたいという思いを源泉としているのである。

謝辞

この本を執筆する機会を得たことは，私の人生に大変大きな影響を与えた。研究や調査の新たな道を切り開くことになっただけでなく，これまで出会ってきたなかでも，特別に献身的な人々と会うことができたからである。同僚や友人からの素晴らしいサポートと思いやりがなければ，私はこの本を書き上げることはことができなかっただろう。ボストンでは，スコット・ポドルスキーが常に知識，知恵，資料を提供してくれ，私の質問が取り留めのないものであった場合ですら，しっかり答えてくれた。オックスフォードでは，クラース・カーチヘルと知り合うことができた。彼は今まで私が出会ったなかで最も優秀な，科学と医学の歴史家の一人である。彼もまた，スコット・ポドルスキー同様，執筆の全過程を通して私の力になってくれた。ロンドンでは，ロバート・バッドと議論することで，開発初期のペニシリンについて，また人間と獣医学の分野における，その後の抗生物質の政策についての理解を深めることができた。オスロでは，アンネ・ヘレネ・クベイム・リーが北欧圏全般，特にノルウェーにおける調査環境を整え，この本の執筆に必要な資料の準備に大きく貢献してくれた。

ロシアでは，アンナ・エレミーワがジナイダ・エルモリエバについての資料集めを，サンクトペテルブルクでは，セルゲイ・シドレンコがヤコフ・ガルらとの会合の手配を，モスクワでは，オルガ・エフレメコワがモスクワ全般，特にガウス・インスティチュートにおける私の仕事がスムーズに進むよう便宜を図ってくれた。また本を書き始めた当初，アメリカ海軍のアンドレ・ソボシンスキーが軍事記録の調査に助力してくれた。また彼は軍事医学界の多岐にわたる領域で活躍する同僚を私に紹介してくれた。イギリスNESTAのダニエル・バーマンは経度賞の背後にある理念について説明してくれた。さらにWHO，FAO，およびその他の国際機関で働く同僚が私のために時間を割き，率直な意見を聞かせてくれたことに感謝したい。彼らは，政治的および財政的な困難にもかかわらず，薬剤耐性感染の問題に精力的に取り組んでいる。また私は，ボストン，ベルリン，ジュネーブ，ロンドン，モスクワ，東京，ワシントンD.C.の図書館員や司書から受けた協力を今後忘れることはないだろう。

私はこの本の一部を，ボストン・アシニアムの美しい環境のなかで執筆したのだが，そこにいる同僚やスタッフも，惜しみなく親切にサポートしてくれた。

また，エージェントであるミシェル・テスラーは執筆のはじめから，すべての段階で私を導いてくれた。出版元であるハーパー・ウェーブでは，カレン・リナルディとレベッカ・ラスキンとともに，充実した時間を過ごした。特にカレンは常に私の気持ちを引き立て，協力的で，非常にてきぱきと仕事をこなしてくれた。また，アマンダ・ムーンとトーマス・ルビエンにも非常に感謝している。この二人は，私が議論を研ぎ澄まし，この本の血肉となった物語を生み出すのを支援してくれた。彼らは親切で思いやりがあり，そして何よりも才能豊かな人々で，ともに働くことができたのは純粋な喜びであった。

ハワード・ヒューズ医学研究所の同僚，特にショーン・キャロル，デビッド・アサイ，サラ・シモンズは，このプロジェクトへの協力を惜しまず，あらゆる方法で私を支援してくれた。特に，著名なサイエンスライターで優れた学者でもあるショーンは，この本が単なる構想に過ぎなかった段階で，私を大いに支えてくれた。

そして，私の研究グループのカーリー・チン博士とサム・オルブ博士には特別な感謝を捧げたい。彼らが原稿を数回にわたって読み，率直なフィードバックを提供してくれたことで，非常に多くの点で原稿がより充実したものになった。

私の姉妹，ラビアとファキハ，そしてそれぞれの配偶者，ウマルとハムザ，そして義理の姉であるシャイスタは，常に私を励ましサポートしてくれた。姪や甥たちに会うと，私はいつも幸せを感じる。また私の兄カシムは，深い知識と知性を通し，さまざまな形で私に刺激を与えてくれる存在である。学問分野は異なれど，彼の厳格なアプローチと徹底した研究姿勢は，私の仕事への取り組みを律してくれる光である。また，義理の父母，特に義母のタランナム・シディキの絶え間ない支援にも感謝の念を捧げたい。

息子のラヘムと娘のサマは，日々家庭内を明るく照らしてくれている。彼らの機知に富んだ受け答え，魅力的な笑顔，そして伝染性の笑いのおかげで，我が家はこの本の最高の執筆場所となった。

しかし，私が最も大きな感謝を捧げたい人物は，妻アフリーンである。彼女に対する感謝の念はこれを表現しようにも，英語でもその他の言語でも，とても言い尽くせないように思われる。彼女は私の伴侶であるだけでなく親友であり，この本ができ上がっていくすべての段階で私を支え，この本のアイディアを着想した時点から編集作業を締めくくる最後のeメールに至るまで，常に側にいて私を支援してくれた。彼女の絶え間ないサポート，親切心，洞察，助言のおかげで私はこの本を書き上げることができた。妻の存在がなければ，この本が世に出ることはなかっただろう。

▮ 著者

ムハンマド・H・ザマン／MUHAMMAD H. ZAMAN

ボストン大学ハワード・ヒューズ医学研究所教授で，バイオメディカル・エンジニアリングおよびインターナショナル・ヘルスを専門分野としている。ザマン博士の論文は，*Nature*誌，*Science*誌などの学術誌に掲載されている。また意見記事やコラムは，*The New York Times*紙，*US News & World Report*紙，*The Japan Times*紙といった世界の大手メディアや，アルジャジーラ，世界経済フォーラムなど，多数の媒体を通して発表されている。

▮ 監訳者

岩田健太郎／いわた・けんたろう

神戸大学大学院医学研究科微生物感染症学講座感染治療学分野教授・同大学医学部附属病院感染症内科診療科長・同大学都市安全研究センター 感染症リスク・コミュニケーション研究分野教授。島根医科大学（現・島根大学）卒業。米国内科専門医，感染症専門医，感染管理認定CIC，渡航医学認定CTHなどに加え，漢方内科専門医。『サルバルサン戦記 秦佐八郎 世界初の抗生物質を作った男』（光文社），近刊に『丁寧に考える新型コロナ』（光文社）など，多数の著書がある。

▮ 訳者

増田千苗／ますだ・ちなえ

1993年北海道大学文学部卒業。同年より住友重機械工業株式会社勤務。2003年ミシガン州立大学にて行政学修士号取得。2005年よりビジネス文書を中心にさまざまな分野の翻訳を手掛ける。訳書に『パラドックス』（ニュートンプレス）がある。カナダ在住。

菌 病原体を根絶せよ。

人類と薬剤耐性菌の攻防史

2021年8月10日発行

著者	ムハンマド・H・ザマン
監訳者	岩田健太郎
訳者	増田千苗
翻訳協力	Butterfly Brand Consulting
編集協力	office『麦』
編集	道地恵介，山口奈津
表紙デザイン	岩本陽一
発行者	高森康雄
発行所	株式会社 ニュートンプレス
	〒112-0012 東京都文京区大塚 3-11-6
	https://www.newtonpress.co.jp

ISBN 978-4-315-52432-1
